Der Mensch ist
so gesund
wie seine Füße

–

Die Lösung
Ihrer
Fußprobleme

HOMINIS IMAGO
IN PEDIBUS

(An seinen Füßen
erkennt man
den Menschen)

Hauptstr. 16
78609 Tuningen
Tel. 07464 98740

Text, Layout:
G. A. Ulmer, Tuningen

ISBN 3-932346-28-9

Alle Angaben in diesem Buch wurden nach bestem Wissen erstellt. Die Angaben erfolgen ohne Verpflichtung oder Garantie des Autors. Er übernimmt keine Verantwortung und Haftung für etwa vorhandene Unklarheiten und inhaltliche Unrichtigkeiten. Die Forschung ist auf diesem Gebiet noch im Fluss. Die gegebenen Hinweise und Empfehlungen zur Selbsthilfe können bei schweren Erkrankungen den Arzt oder Heilpraktiker nicht ersetzen. Es empfiehlt sich deshalb immer, eine zusätzliche medizinische Diagnose vom Behandler einzuholen und sich von diesem therapeutisch begleiten zu lassen.

G. A. Ulmer

Der Mensch ist so gesund wie seine Füße

Die Lösung Ihrer Fuß-Probleme

Günter Albert Ulmer Verlag - 78609 Tuningen

Inhaltsverzeichnis

Die Füße als treue Diener

Es ist sicher wichtig und notwendig, dass wir unser Bewusstsein und unser Augenmerk mehr auf unsere Füße richten. Als Zweibeiner muss der Mensch seinen aufrechten Stand permanent ausbalancieren, damit er nicht hinfällt. Diese Balancetätigkeit ist Aufgabe der Fußsohle. Der aufrechte Stand ist mit fortwährender Bewegung verbunden, die durch Gegenbewegungen abgefangen werden müssen. In unserer Fußsohle sind viele Bewegungen des Körpers gegensinnig repräsentiert.

Damit wir stolz aufgerichtet in der Vertikalen verharren und einherschreiten können, jagen ständig Nervenimpulse durch den Körper. Vom Fuß (Tastrezeptoren) bis zum Kopf (Gehirn, Augen) und dem kleinen Gleichgewichtsorgan im Ohr - und wieder retour.

Erst wenn wir die Füße als treue Diener betrachten, werden wir sie so wertschätzen, dass wir ihnen die richtige Aufmerksamkeit und Pflege zukommen lassen. Wenige von uns sind sich bewusst, welch wichtige Aufgaben unsere Füße unser ganzes Leben hindurch zu verrichten haben.

Unsere Füße tragen zeitlebens die Last unseres ganzen Körpers und müssen besonderen Anforderungen gerecht werden. Unsere Füße sind sozusagen unsere Lastenträger. Unsere Füße müssen unseren Körper tragen, wie schwer er auch immer sein mag, und sie müssen uns vorwärts bewegen, wohin immer wir es wünschen und wohin immer wir es ihnen befehlen.

Dabei führen unsere Füße ein unbeachtetes Dasein im Dunkel der Schuhe. Der Fuß wird von allen Körperteilen nebst dem Knie am meisten beansprucht. Deshalb ist es nicht verwunderlich, dass unsere Füße oft ebenso entartet sind wie unsere Zähne und sich an ihnen zahlreiche Schädigungen bemerkbar machen können.

Wenn die Wurzeln eines Baumes eingeengt werden durch Asphalt o.ä. und kaum noch Luft bekommen, wirkt sich das über kurz oder lang verhängnisvoll auf Stamm, Geäst und Krone aus. *Was die Wurzeln für den Baum, sind die Füße für unseren Körper.*

Wenn die Fußsohle eingeschränkt ist, so sind damit auch zugehörige Funktionen im restlichen Körper entsprechend eingeschränkt. Eine Vielzahl von Beschwerden erklären sich über eine eingeschränkte Fußsohle.

Die Füße werden von uns meist stiefmütterlich behandelt. Dabei beeinflussen die Bewegungsabläufe des Fußes auch unsere Wirbelsäule und den gesamten Bewegungsapparat. Ein falscher Gebrauch unseres Bewegungsapparates kann zur Bewegungsunlust führen. Eine Hauptsäule, auf der unsere Gesundheit ruht, ist die Bewegung.

Obwohl die Kinder fast ausnahmslos mit gesunden Füßen zur Welt kommen, haben etwa 90 Prozent aller Erwachsenen Sorgen mit ihren Füßen. Sie gehen dabei nicht gleich an Krücken, aber oft auf zweifelhaft ausbalancierten, lädierten Knochenkonstruktionen durch ein abgeschwächtes und unfunktionelles Band-Muskelsystem.

Ein gesunder Mensch sollte üblicherweise einen schmerzfreien Fuß haben, der sich warm und elastisch anfühlt und gut durchblutet ist. Sobald er aber häufig kalt ist und in seiner Bewegung eingeschränkt wird, kann dies auf Schwächen oder Krankheiten hinweisen. Auf diese Weise können sogar durch sorgfältige Beobachtungen mögliche Krankheitsbilder frühzeitig erkannt werden.

Früher wurde als alte Volksweisheit empfohlen: „Den Kopf halt kühl, die Füße warm, den Darm halt offen, dann kannst du auf Gesundheit hoffen."

Sehr viele Menschen haben sich mit irgend einer Art von Fußproblemen herumzuschlagen. Es gibt verschiedene Fußleiden bzw. Fußdeformationen. Verschiedene Arten von Druckstellen, wunde und empfindliche Haut, Schwielenbildungen und Hühneraugen, feuchte und kalte Füße stören oft das Wohlbefinden. Aber auch schon bei Kindern findet man Knick-, Senk- und Spreizfüße.

Normalerweise ist der menschliche Fuß für das Barfußlaufen auf natürlichem Boden konstruiert. Mit dem Tragen von Schuhen wird verhindert, dass die Fußaktivität sich normal entwikkeln kann. Was an Fähigkeiten vorhanden ist, wird im Laufe der Zeit immer weniger. Man sieht, wie problematisch dies ist, wenn ein Schuhträger plötzlich barfuß laufen muss.

Die meisten Naturvölker der Erde, die bis heute selten oder nie feste Schuhe tragen, haben nach wie vor perfekt geformte, gesunde und gut funktionierende Füße: Die Zehen leicht gefächert, Sehnen, Bänder und Muskeln gut trainiert.

Während früher die Menschen, insbesondere auf dem Land, auf natürlichem Boden gingen, bewegen wir uns heute in den Städten in der Hauptsache auf unnatürlichen Böden, auf Asphalt, auf Beton, auf Straßen und Treppen, auf harten, unelastischen Böden von Wohnungen, Büros und Geschäften. Außerdem bewegen wir uns heute auch durch die Benutzung der Automobile viel weniger als früher.

Der moderne Mensch macht täglich etwa 10 000 Schritte. Das sind in 10 Jahren etwa 40 Millionen Schritte. Wenn wir im Stechschritt unsere beschuhten Fersen in den Asphaltboden rammen, *wird jedesmal unser ganzes Knochengerüst erschüttert, worunter auch die Gelenke leiden können.* Dies entspricht dem hektischen, überdrehten Pulsschlag unseres Zeitalters.

Falsch zu gehen, kann sehr unerfreuliche Folgen haben, denn Bein-, Bauch-, Gesäß und Rückenmuskulatur können erschlaffen. Diese Passivität bewirkt auf Dauer eine gefährliche Hohlkreuzhaltung.

Der Mensch sollte sich auf positivem Wege, nicht erst negativ (durch den Schmerz) seiner Füße bewusst werden, um den entscheidenden Schritt zu seiner Besserung zu tun.

Unsere Füße verlangen nach mehr Pflege und Hygiene, nach mehr Ausgleich, nach mehr Natur und Sauerstoff. Auch unser geistiges Wohlbefinden kann davon abhängen, wie unsere Füße behandelt werden. Prophylaktisch kann jeder selbst ohne großen Zeitaufwand viel Gutes für seine Füße tun. Es ist wichtig, die Funktionen und die Struktur der Füße genau zu kennen, um sich auch dementsprechend darauf einstellen zu können.

Der Fußaufbau

beruht auf der Kraft der Fußmuskulatur, die die Gewölbe festigen muss. Die einzelnen Knochenteile müssen in sich beweglich bleiben. Träger des Gewölbes sind zwei sogenannte Längsstrahlen

vom Großzehengrundgelenk zur Ferse und vom Kleinzehenballen zur Ferse

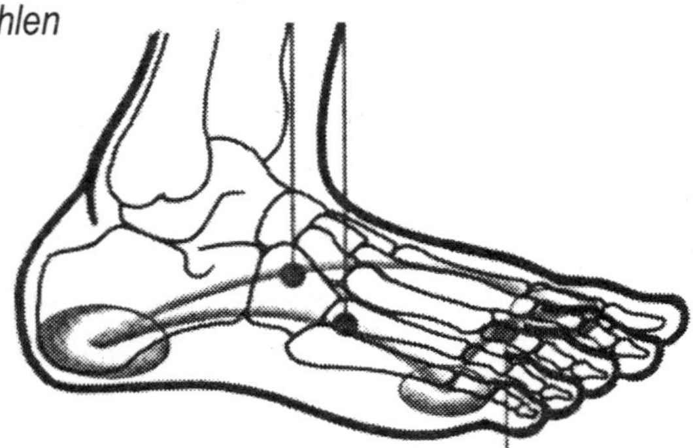

und ein Querstrahl, der vom Großzehengrundgelenk zum Kleinzehenballen führt

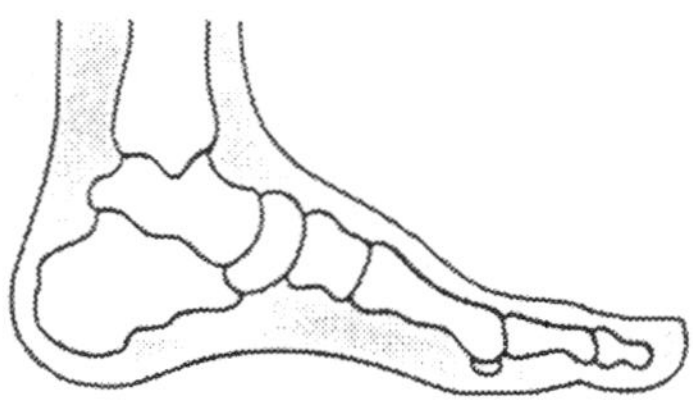

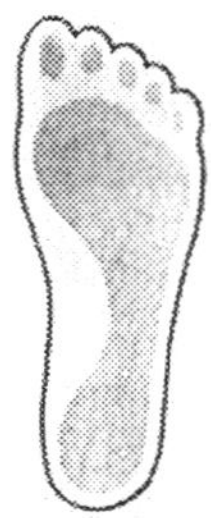

Der gesunde Fuß

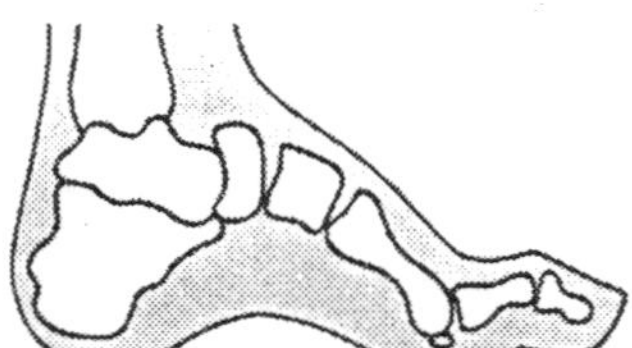

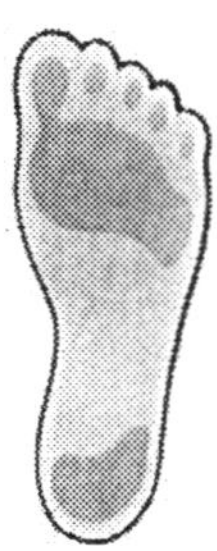

Der typische Hohlfuß mit stark gekrümmtem Gewölbe und zweigeteiltem Abdruck

Vom Bau der Füße

Je mehr man des Menschen Fähigkeit zu stehen und zu gehen studiert, desto erstaunlicher erscheinen diese Fähigkeiten. Man steht ja nicht wirklich auf seinen Füßen, wie eine Lampe auf ihrem Fuß steht; der Mensch balanciert vielmehr auf einer Ansammlung kleiner, beweglicher und nur locker zusammengefügter Knochen, von denen nur drei den Boden berühren. Einer dieser Punkte ist der Hacken (Fersenbein), die beiden anderen sitzen am Ballen (Groß- und Kleinzehen-Grundgelenk).

Zuunterst befindet sich die Hackenpartie, zusammengesetzt aus zwei übereinander angeordneten knolligen Knochen (Fersenbein), auf diesen richtet sich ein Paar säulenartiger Knochen auf (Waden- und Schienbein), die bis zum Knie reichen und auf dieser Kombination wiederum ruht der Oberschenkel im äußerst lose aufgebauten Kniegelenk und damit das ganze Körpergewicht.

Deshalb braucht ein Menschenkind auch Monate, bevor es das Stehen lernt und noch länger dauert das Erlernen des Gehens, Laufens und Tanzens.

Der lange Fußhebel beim Menschen (langer Vorfuß - kurzer Rückfuß) führte zur Ausbildung der Wadenmuskulatur. Die heute zivilisationsbedingte Verkürzung im Bereich der Wadenmuskulatur durch falsche Schuhbenutzung, insbesondere höhere Absätze, führt zur Verkürzung der Achillessehne und Wadenmuskulatur. Sehr hilfreich sind hier Kniebeugen. Vor allem kann der Schollenmuskel (M. soleus) durch ein gezieltes

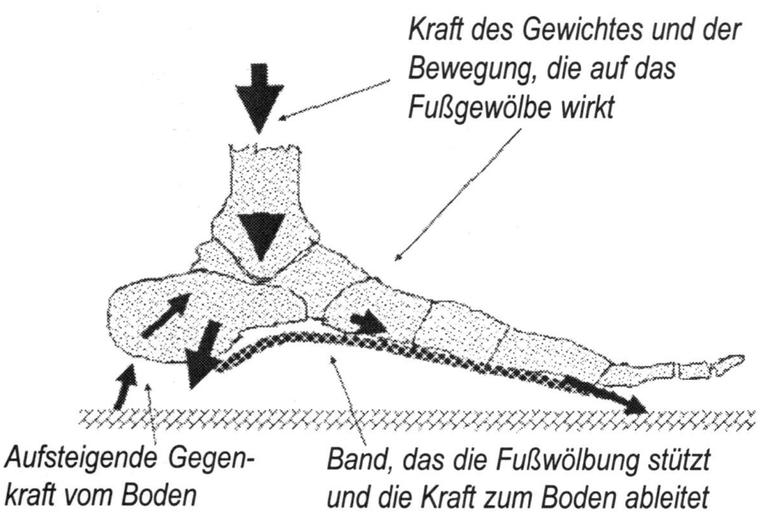

(Nach Dr. Batmanghelidj, „Rückenschmerzen und Arthritis“ VAK Verlags GmbH, Kirchzarten)

Knochen des rechten Fußes von oben gesehen

Das Fußskelett besteht aus 26 Knochen mit entsprechend vielen Gelenken.

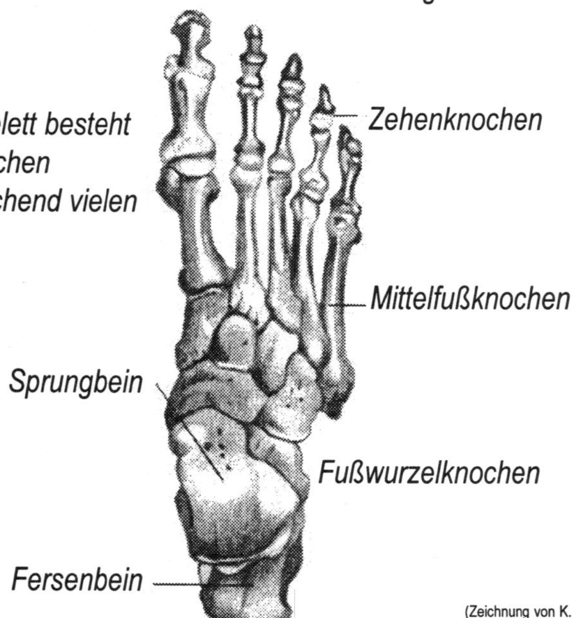

(Zeichnung von K. Äckerle)

Dehnprogramm und durch Kniebeugen intensiv gedehnt werden. Oft dauert es allerdings Monate, bis diese in der Kindheit beherrschte Übung wiedererlernt wird. Bei einer gesundheitsorientierten Halbkniebeuge bleiben die Füße auf dem Boden, die Knie bleiben parallel und der Rücken soll möglichst gerade gehalten werden.

Dr. Batmanghelidj schreibt: „Jedesmal wenn Sie Ihr Körpergewicht durch Stehen, Gehen oder Laufen auf dem Boden bewegen, müssen Ihre Füße es mit einer ähnlichen Kraft aufnehmen, die vom Boden auf Sie übertragen wird. Jeder Fuß hebt einen Teil dieser Kraft auf, ein weiterer Teil zieht sich jedoch am Bein entlang aufwärts und erreicht das Becken, wo durch seine runde Beschaffenheit ein weiterer Teil der Kraft aufgehoben wird. Es bleibt noch ein Restdruck übrig, und dieser erreicht das Rückgrat.

Eine der wichtigsten Funktionen der Füße - neben der Tatsache, dass sie die wichtigste Kontaktstelle zwischen dem Boden und der Körpermasse darstellt - sind ihre sprungfederähnlichen Eigenschaften. Als Verbindung der Spitze und der Ferse und dem Boden dient ein dickes Band (Faserband), das als spannungsabsorbierende Feder dient und eine dämpfende Wirkung auf die Kraft ausübt, mit der das Körpergewicht an den Boden gedrückt wird und die durch Bewegung wieder den Körper aufwärts wandert. Dieses Faserband hält auch die Wölbung des Fußes aufrecht.“

Menschen mit Senkfüßen können nur mit Schwierigkeiten laufen und rennen. Deshalb ist es wichtig, die Fußwölbungen (Quer- und Längsgewölbe funktionell zu trainieren (Seite 30).

Barfußtechnik

Wenn wir uns das Gehen am Strand vorstellen, wie die Füße im lockeren Sand einsinken um dann mit der im Idealfall gut ausbalancierten Muskulatur des Beins abzustoßen, dann haben wir die perfekte Barfußtechnik. Dabei werden die Muskelpartien von Becken, Wirbelsäule und Beinen gekräftigt sowie Bauch und Gesäß gestrafft. Ein unebener Boden zwingt den Fuß, tastend zu laufen. Man muss den Fuß richtig aufsetzen und die entsprechenden Muskeln gezielter einsetzen. Durch richtiges Gehen können mehr als 100 der etwa 500 Muskeln des Körpers fit gehalten werden.

Barfußlaufen ist das Beste und wenn Schuhe schon sein müssen, wie dies in unseren Breiten nicht zu vermeiden ist, dann vorzugsweise solche, die den „normalen Bewegungsablauf" nicht behindern. Sehr geeignet dafür sind Sandalen.

Unser Fuß muss beim Gehen und Laufen abrollen können, gleichermaßen muss er aber auch in der Lage sein, seitliche und versetzte Bewegungen, Kletter- und Sprungbewegungen ausführen zu können. *Wenn die Füße falsch benutzt werden, entstehen ernstzunehmende Fußdeformationen* (so z. B - zu stark innen - bzw. außen rotiert).

Der zwölffache deutsche Marathonmeister und Physiotherapeut Kurt Stenzel empfiehlt: „Viele Schmerzen durch Deformationen müssten nicht sein, wenn der Mensch so gehen und stehen würde, wie es die Barfußtechnik bewirkt."

Sobald unsere Füße strukturell nicht geordnet sind, müssen Einzelschichten im Rücken zur Stabilisierung herhalten, wo-

durch einzelne Muskeln ihre Gleitfähigkeit aufeinander verlieren und die Verbindung zwischen den Rippen und der Wirbelsäule nicht mehr so beweglich ist, wie sie sein sollte.
Ein genaues Wissen über richtiges Gehen hält die Muskeln fit. Ganzheitliches Muskeltrainung kann vielen Problemen vorbeugen und zur Beschwerdefreiheit beitragen. *Fehlstellungen der Füße können auch ursächlich sein für eine Dysbalance in der Körperstatik.* Das Großzehen- und Kleinzehen-Grundgelenk und das Fersenbein sind die Aufsetzpunkte des Fußes. *Bei richtigem Gehen, bei einem Fersen-Abrollgang ergibt sich ein natürliches Gangbild.*
Die meisten Menschen rollen nicht über die Ferse ab, der Fuß ist nach außen oder innen rotiert und die Abfangphase fällt weg. Es ist ein falsches, tapsendes Gehen, das nicht aus der Hüfte heraus rotiert und damit auch eine fehlende Geschmeidigkeit hat. Deshalb gilt es, die Aufrichtung richtig zu trainieren. Der Vorfuß wird im Moment des Aufsetzens auf das Fersenbein gehoben. Über den mittleren Punkt (siehe Seite 48 Punkt B) wird die Abrollbewegung eingeleitet. Der Vorfuß muss dann richtig auf die beiden anderen Punkte (Groß- und Kleinzehengrundgelenk), aufgesetzt werden; das Quergewölbe muss aufgerichtet bleiben. Das hintere Bein macht eine Vorwärts-Aufwärtsbewegung und schiebt sich über den Vorfuß. Das Becken macht eine Rotation über den Hüft-Gelenkkopf. Unser Fuß bildet die unterste Grundlage unserer Struktur. Die Fußform, die Art und Weise, wie seine Einzelemente im Raum verteilt sind garantiert, dass die oberen Etagen unseres Körpers frei beweglich bleiben. Jeder Körperteil, der nicht richtig trainiert wird, verkümmert.

Bequeme Rückenlage.
Beine schräg hochlagern

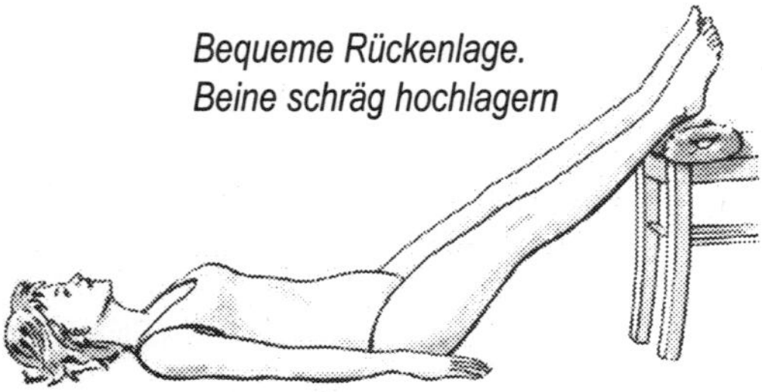

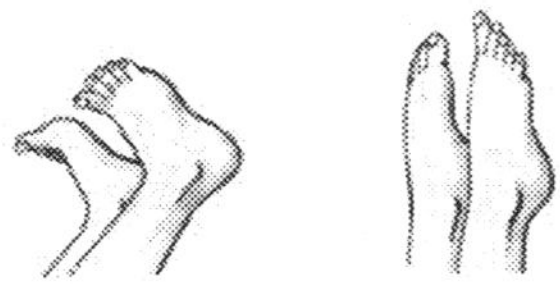

Zehen einkrallen und
strecken,
etwa eine halbe Minute

Mit den großen Zehen Kreise ziehen, Füße im Knöchel auswärts und einwärts gegeneinander rollen

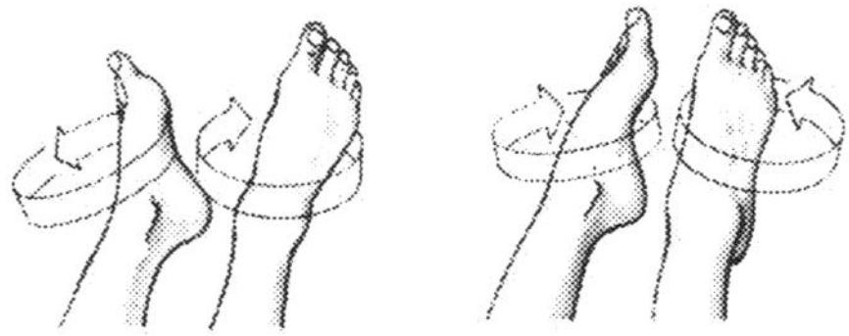

Auf Zehenspitzen blancieren,
auf Ferse mit hochgezogenen
Zehenspitzen gehen,
jeweils eine halbe Minute

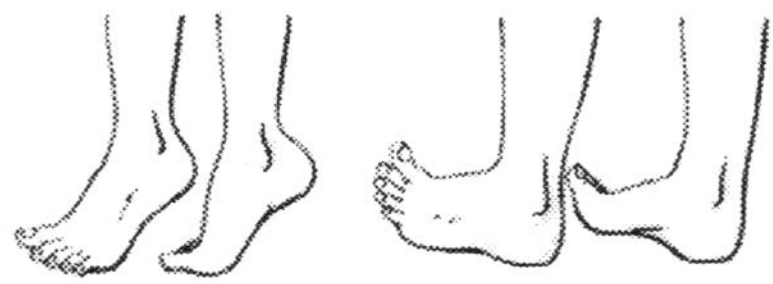

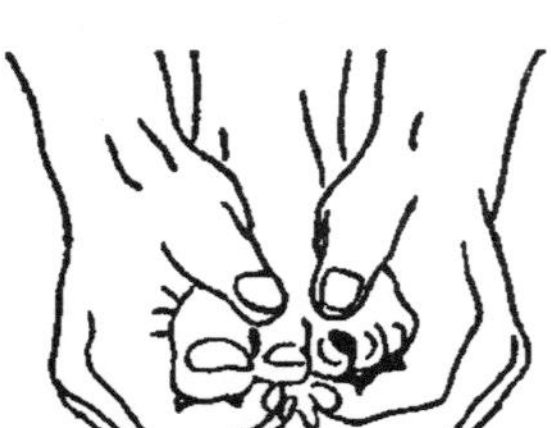

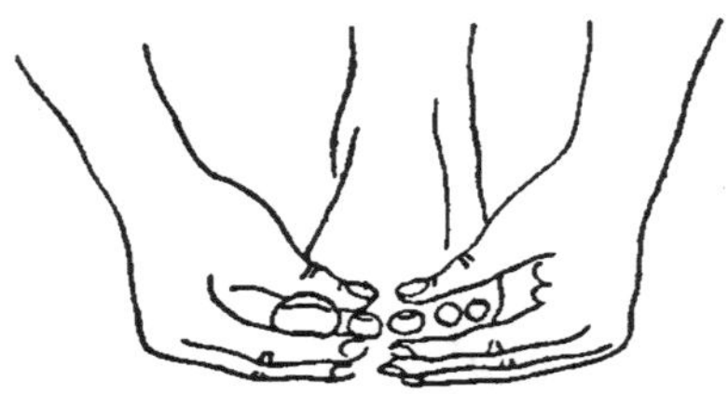

Mit beiden Händen den Fuß an Sohle und Fußrücken, immer von den Zehen anfangend, zur Ferse und zum Knöchel hinauf streichen.

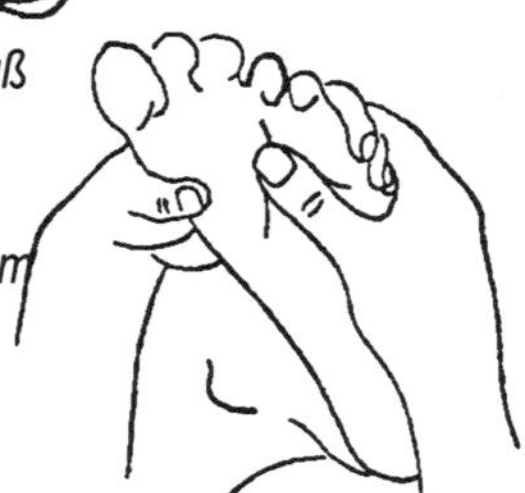

Jede Zehe wird einzeln gegriffen und herausgezogen und in kleinem Kreis gedreht, ebenso werden alle Zehen gebeugt, gestreckt und seitlich abgebogen.

Nun wird die Ferse auf den Boden gesetzt, die Fußspitze angehoben, Daumen und Finger beider Hände kneten kräftig die Muskeln zwischen den Zehenstrahlen (Mittelfußknochen).

Fußgymnastik - Fußmassage

Wann laufen wir schon einmal auf Waldboden, auf einer Wiese, auf Sand, auf einem gewachsenen Boden? Hinzu kommt - weit verbreitet - Übergewicht. Es wurde bereits erwähnt, dass z. B. eine Hausfrau durchschnittlich pro Jahr 4 bis 5 Millionen Schritte macht. Allein aufgrund des Körpergewichts tragen die Füße dabei täglich zusätzlich eine schwere Last. Und überdies bewegen wir uns in Schuhen, die eigentlich nicht für die Füße, sondern vielmehr für die Augen gemacht werden. Hier geht Form vor Funktion und Mode vor Gesundheit. Die Füße sind dadurch permanent gestresst.

Durch jahrhundertelange Erfahrungen und Beobachtungen in der Volksmedizin wurde erkannt, dass sich in jedem Menschen verschiedene reflektorische Zonen befinden, die mit allen Organen des Körpers in Wechselbeziehung stehen. Von reflektorischen Zonen des Fußes kann der ganze Mensch beeinflusst werden. Die Füße sind, sinnbildlich gesprochen, das Spiegelbild unseres ganzen Körpers.

Deshalb kann es für die Füße eine große Hilfe sein, wenn Fußübungen und Fußmassagen etwas zur Entspannung der Füße und damit auch zum Wohlbefinden des ganzen Körpers beitragen.

Füße werden nicht von heute auf morgen deformiert, der Prozess geschieht langsam aber stetig. Deshalb sollte jeder etwas für seine Füße tun, ehe es zu Schmerzen kommt. Fußgymnastik sollte früh beginnen, sie ist insbesondere für Kinder und Jugendliche notwendig. Regelmäßige und gezielte Fuß-

Fußsohlen-Reflexzonen-Massage

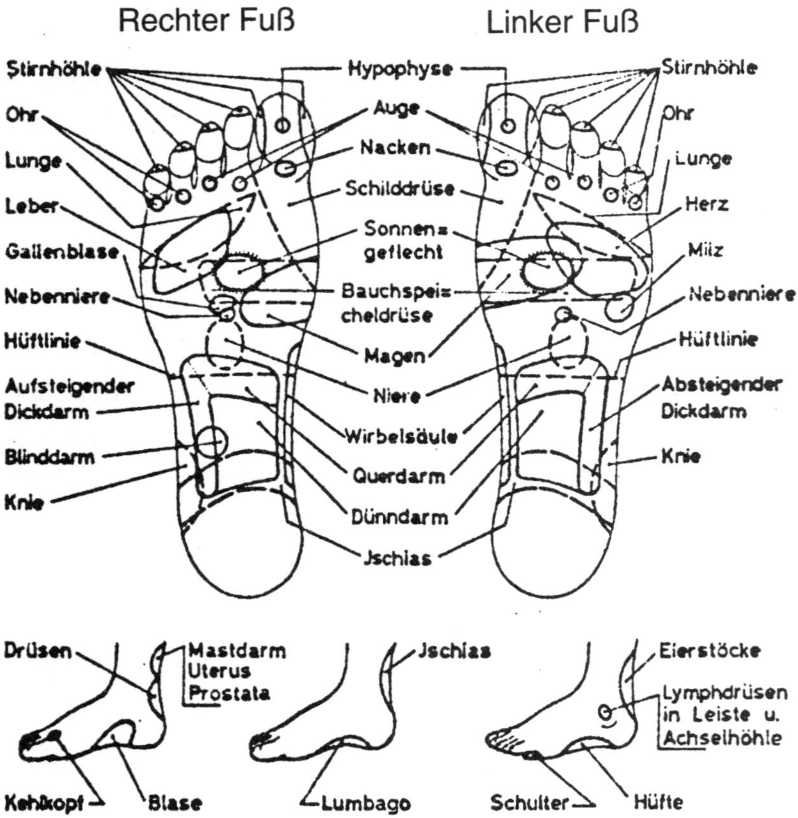

nach: E. D. Jngham Urspr.: Alt - indianisch (gez.: 30.12.66 v. E. Kuppinger)

gymnastik kräftigt die Beinmuskulatur, stählt die Fußwölbungen und regt die Durchblutung an.

Heute wird sehr viel von Prophylaxe gesprochen. Prophylaxe heißt vorbeugen und dazu gibt es wohl kaum eine dankbarere Methode, als die Fußreflexzonenmassage. Die Chinesen und Inder kennen die Druckpunkt-Massage am Fuß schon seit rund 5000 Jahren. Auch die Inkas und die nordamerikanischen Indianer setzten sie ein, um Krankheiten zu kurieren und Schmerzen zu lindern. Sie behandelten ihre Kranken auch an den Füßen.

Reflexzonen-Massage

Angeregt von dieser Überlieferung entwickelten die Ärzte Dr. William H. Fitzgerald und Dr. Edwin Browers die sogenannte Zonen-Therapie auf den Bereich der Füße konzentriert. Sie unterteilten die Füße gemäß ihrer Wirkung auf den ganzen Körper in die verschiedenen Reflexzonen, bis sie eine Karte des gesamten Organismus entwickelt hatten. Durch diese Zonen an den Füßen kann auf jedes Organ gezielt eingewirkt werden. Die Reflexzonen jenseits unserer Fußsohle sind somit mit allen Körperteilen und Organen verbunden.

Die amerikanische diplomierte Masseurin Eunice D. Ingham war von den Reflexzonen Fitzgeralds so fasziniert, dass sie sich intensiv damit beschäftigte und auch bestimmte Grifftechniken entwickelte. 1938 veröffentlichte sie ihr Buch: „Geschichten, die die Füße erzählen könnten."

Vor ungefähr 30 Jahren verfeinerte dann Hanne Marquardt das System nochmals, so dass sich die jeweiligen Punkte noch leichter auffinden lassen und arbeitete die Therapie aus. Normalerweise gebrauchen wir unsere Füße zum Gehen und die wenigsten Menschen machen sich weiterführende Gedanken über ihre Füße, solange sie ihren Dienst tun und keine Probleme bereiten. Wenige machen sich Gedanken, dass in jedem Paar Füße auch eine präzise Abbildung des ganzen Körpers versteckt ist und jedes Körperteil vom Kopf bis zu den Knien, jedes Organ vom Herz bis zu den Nieren findet sich als sogenannte Reflexzone an den Füßen wieder.

Reflexzonen nennen wir sie deshalb, weil sie die Energie oder anders ausgedrückt, den energetischen Zustand des jeweils zugehörigen Organs oder Körperteils reflektieren, sprich widerspiegeln. Deshalb müssen auch bei der Reflexzonenmassage immer beide Füße komplett behandelt werden. Allerdings darf die Massage nicht mit dem Ziel, Krankheiten zu behandeln, angewendet werden. Es soll in erster Linie eine „Wohlfühlmassage" sein, die zur allgemeinen Entspannung beiträgt.

Gerade auch im nichttherapeutischen Sinne ist es ungemein wohltuend und entspannend, an den Füßen behandelt zu werden. Viele Menschen haben danach das Gefühl, wie auf Wolken zu gehen, fühlen sich fantastisch erfrischt und gekräftigt. Gerade hier ergibt sich eine gute Möglichkeit, durch eine Massage der Füße den ganzen Körper zu einer besseren Durchblutung anzuregen und diesem damit auch zu einem besseren Kreislauf zu verhelfen.

Von der Natur aus wurde ja vorgesehen, dass der Mensch barfuß über Stock und Stein geht. Durch das Barfuß-Gehen wurden die Reflexzonen in den Füßen andauernd aktiviert und somit einer gesunden Regelung unterzogen. Die Fußreflexzonen sind dazu da, ein natürliches Körpergleichgewicht, d. h. absolute Harmonie zu erhalten. Dies ist jedoch unter den heutigen Umständen nicht mehr möglich. Dadurch, dass der natürliche Bewegungsablauf des Fußes nicht mehr gegeben ist, ist auch keine Reizung der Reflexzonen mehr gegeben, die dadurch verkümmern.

Sehr oft stellt man bei der Reflexzonenmassage mehr oder weniger große Verhärtungen fest. Die Ablagerungen bilden sich ausschließlich an Stellen mit gestörter Durchblutung. Wie in einem reißenden Strom keine Steine liegen bleiben, so bleiben bei einer guten Durchblutung auch keine Ablagerungen in den Blutgefäßen zurück. Führt dieser Fluss jedoch nur wenig Wasser, hat er keine Kraft, den Unrat, der sich angesammelt hat, wegzuschaffen.

Bei schlechter Durchblutung der Reflexzonen können sich auch Ablagerungen bilden. Es besteht also eine Wechselbeziehung zwischen Organ und Reflexzone. Die Reflexzonenbehandlung ist auch ein Stimulans, das den gesamten Körper revitalisiert. Der Körper kann dann von innen her aus der eigenen Heilkraft des Leibes gesunden.

Natürlich darf hier nicht vergessen werden, dass sehr vieles gerade in der Prävention erreicht werden könnte, wenn die Menschen sich gesünder ernähren und sich auch ausreichender bewegen würden.

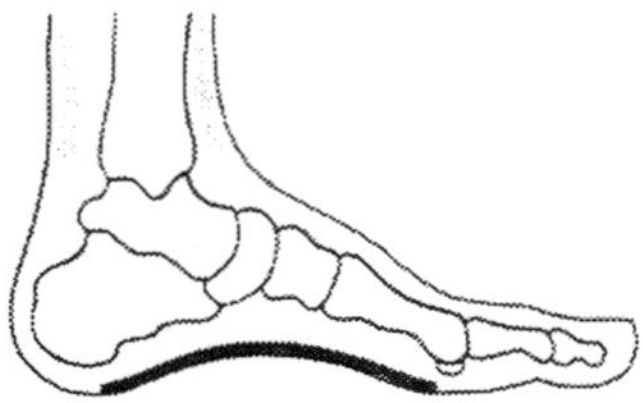

*Ein gesunder Fuß,
normale Quer- und Längsgewölbe*

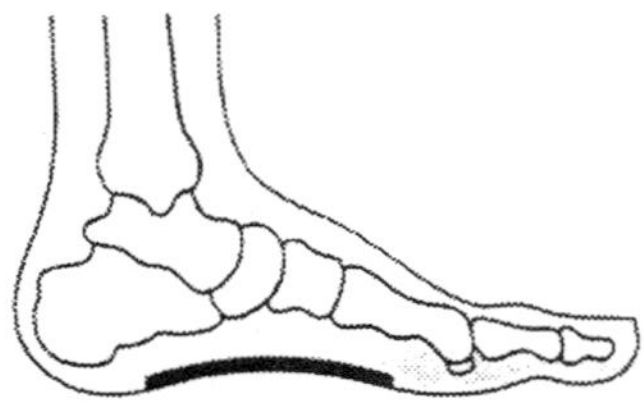

*Spreiz- und Senkfuß,
die Gewölbe sind leicht eingesunken, bald wird er zum Knickfuß*

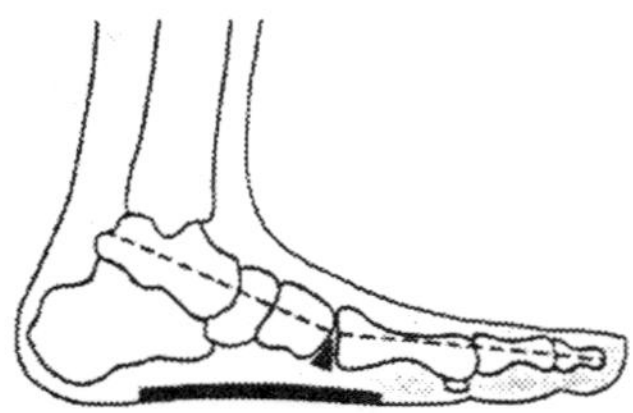

Plattfuß, die Fußgewölbe sind völlig eingesunken, die natürliche Federung des Körpers ist zusammengebrochen

Mit zunehmendem Körpergewicht kann das Fußgewölbe einsinken, die Gelenkbänder geben nach und weiten sich aus. Das Längsgewölbe bricht ein (Absenken der Mittelfußknochen - Senkfuß) oder das Quergewölbe bricht ein (Spreizfuß).
Durch das Abschwächen der Gelenkbänder, Sehnen und der zahlreichen Muskeln im Mittelfuß und an der Fußsohle können empfindliche Schmerzen durch Spreiz-, Senk-, Knick- und Plattfuß entstehen.

Fußfehlstellungen

Die Erfahrung hat gezeigt, dass sich jeder zweite Deutsche mit Fußproblemen irgendeiner Art herumzuschlagen hat. Prophylaktisch jedoch kann jeder selbst ohne großen Zeitaufwand viel Gutes für seine Füße tun. Nur die wenigsten Fußkrankheiten sind ererbt, die meisten sind erworben.

Fußfehlstellungen bezeichnen statisch oder konstitutionell bedingte Form- und Strukturveränderungen im Längs- und Quergewölbe des Fußes. Diese können von einer leichten Funktionsschwäche bis hin zu einem totalen Zusammenbruch der Gewölbestrukturen des Fußes reichen.

Unter den erworbenen Fußfehlstellungen ist der Spreizfuß der häufigste. Der kindliche Knick- und Senkfuß sowie der Spitzfuß sind weitere Fußdeformitäten. Seltenere Festellungen sind der Hohl- und der Plattfuß.

Infolge Überbelastung durch stundenlanges Stehen im Beruf, durch unzweckmäßiges, oft zu enges Schuhwerk, durch harten Boden der Gehwege in den Städten aber auch durch körperliches Übergewicht, lässt die Federkraft des Fußgewölbes nach. Die Muskulatur verkümmert.

Wenn das Quergewölbe des Fußes „einbricht“, werden Knochenteile und Gelenkabschnitte belastet, die daran nicht gewöhnt sind und es können Schmerzen auch im Vorfuß entstehen. Fußfehler führen zwangsläufig zu entsprechenden Fehlhaltungen der Knie- und Hüftgelenke und schließlich zu Wirbelsäulenschäden.

Wenn die Fußsohle eingeschränkt ist, sind damit auch zugehörige Funktionen im restlichen Körper entsprechend eingeschränkt. Eine Vielzahl von Beschwerden und Erkrankungen oberhalb des Sprunggelenkes erklären sich über eine eingeschränkte Fußsohle.

Durch das Absinken des Quergewölbes beim Spreizfuß kommt es nicht nur zu einer abnormen Belastung der Mittelfußköpfchen, sondern auch zur Verbreiterung des Vorfußes. Die Folgen sind schmerzhafte Schwielen an der Fußsohle und die typischen Ballen und Zehendeformitäten.

Durch die Vorfußverbreiterung entstehen seitliche Druckstellen und Überbeine (Frostbeulen) in Höhe der Großzehengrundgelenke. Infolge der veränderten Zurichtung der Streck- und Beugesehnen kommt es schließlich zur klassischen Fehlstellung der Großzehe, dem „Hallux valgus“.

„Hallux“ ist die lateinische Bezeichnung für große Zehe. Von einer „Hallux valgus“ sprechen die Fachleute, wenn die Großzehe fehlgestellt ist. Sie zeigt dann mit der Zehenspitze schräg nach außen in Richtung auf den Kleinzeh des gleichen Fußes. Der Zehenballen wölbt sich am Grundgelenk stark hervor. Die Haut über dem Ballen ist häufig entzündet und verhornt, da fast jeder Schuh zu klein ist.

Hallux valgus-Bildungen können sowohl schon durch Anlagen in der pränatalen Phase bedingt sein, als auch durch Fußfehlbelastungen zustande kommen. Sie führen zu starken Schmerzen, Gehbehinderungen bis zur totalen Deformierung des Vorfußes. Länger bestehende Hallux valgus-Deformierungen bewirken oft das Entstehen einer Arthrose (Abnützung) im Großzehengrundgelenk, eines durchgebrochenen Quergewölbes oder einer Hammerzehe.

Knick-Senkfuß, schiefe Großzehe (Hallux valgus) und Hammerzehen sind nicht nur Schönheitsfehler, sondern oft mit lebenslangen Beschwerden verbunden, auch an Knien und Rücken, auf die sich die Fehlstellungen der Füße und gestörte Bewegungsabläufe übertragen. Alle diese Leiden sind aber von der Natur nicht gewollt. Die Versteifung und Verformung der Füße durch einengende Schuhe sind weit folgenschwerer, als dies meist bedacht wird.

Plattfuß, Spreizfuß, Hackenfuß, Knickfuß und Spitzfuß

Es wurde bereits erwähnt, dass Veränderungen im Fußskelett empfindliche Auswirkungen auf die Gesamtkörperstatik haben können. Mancher „Bandscheibenschaden" kann durch eine sinnvolle Fußhygiene und Fußgymnastik vermieden werden. Selbst bei inneren Organen können als eine Folge von kranken Füßen Funktionsstörungen auftreten.

Der Plattfuß ist die klassische Fußfehlstellung, der Fuß ist komplett platt gedrückt. Der Plattfuß wird von Orthopäden in den meisten Fällen auf ein schwaches Bindegewebe zurückgeführt. Er ist in der Regel das herabgedrückte Längsgewölbe des Fußes. Dies kann ein typischer Alterungsprozess der Gewebe *oder aber eine dauerhaft falsche Belastung des Fußes sein.* Eine Über- oder Unterforderung des Fußes können gleichermaßen zu einer Rückbildung und Verkümmerung der 19 Muskeln und 107 Bänder des Fußes führen. So kann bei einem Plattfuß beispielsweise der Außenmeniskus im Knie stärker als normal beansprucht werden. Schmerz bis hin zu Muskulaturschäden sind die Folge. Insbesondere bei alten Menschen können Krampfadern im Fuß als Folge der veränderten Statik im Fuß auftreten. Doch die Symptome sind bei jedem Patienten verschieden.

Beim Plattfuß steht die Stärkung der Muskulatur und des Bandapparates im Mittelpunkt. Ziel ist, das Längsgewölbe des Fußes zu spannen und wieder aufzurichten. Insbesondere die sogenannte „Muskelschlinge" der Beinsäule sollte gekräftigt werden.

Der Spreizfuß ist die häufigste erworbene Fußdeformität. Durch Absenkung des Quergewölbes kommt es zu Fußbeschwerden mit Verbreiterung des Vorfußes. Der Spreizfuß ist häufiger bei Frauen zu finden. Es zeigt sich eine Schwächung des Fußgewölbes. Die Folge ist ein fächerförmiges Auseinandertreten der 5 Mittelfußknochen; die Hauptbelastung wird auf den 2. und 3. Mittelfußknochen verlagert. Die randständigen Knochen rücken nach außen und verbreitern somit den Fuß. Es können beim Gehen und Stehen Schmerzen auftreten und durch die Verbreiterung des Fußes kommt es zu Beschwerden im Schuh. Durch veränderte Stellungen der Zehengrundgelenke kann es zu Hühneraugen über den Zehen kommen. Auf der Sohle kann es auch zu schmerzhaften Schwielen kommen mit typischen Ballen- und Zehendeformitäten.

Der Hackenfuß, der sich durch ein Muskelungleichgewicht entwickelt, ist eine relativ häufige, meist harmlose Fußfehlstellung. Das Fersenbein steht hierbei kurz und steil, die Ferse steht in der Verlängerung des Unterschenkels. Durch die Fehlstellung der Ferse entwickelt sich eine Hohlfußstellung.

Der Knickfuß knickt nach innen, denn das untere Sprunggelenk ist ungenügend durch die umgebenden Bänder und Muskeln gestützt. Oft tritt die Fehlstellung mit dem Senk- oder Plattfuß auf. Es sollte unbedingt etwas gegen die Fehlstellung getan werden, sonst droht der sogenannte „kontrakte Knickplattfuß“. Muskeln und Bänder sind dann schon weit zurückgebildet. Knochen können sich sogar aufgrund der neuen statischen Verhältnisse umbauen.

Der Spitzfuß sind versteifte, meist erworbene Fußfehlstellungen, bei der die Fußspitzen nicht aktiv angehoben werden können. Der Fuß steht nur auf dem Fußballen, wobei die Ferse den Boden berührt. Da das Auftreten auf der Hacke unmöglich ist, entsteht der charakteristische Steppengang.

Der Hohlfuß ist übermäßig stark gewölbt, auch wenn der Fuß belastet wird. Meistens ist der Hohlfuß mit Krallenzehen verbunden, machmal auch mit Spreizfüßen. Im fortlaufenden Alter ist wegen des unnatürlichen Drucks mit starken Schmerzen zu rechnen. Ferner ist der Gang der betroffenen Personen als äußerst „plump“ zu bezeichnen. Es ist zu empfehlen, dass von Hohlfuß betroffene Personen möglichst schon im Kindesalter mit entsprechenden Übungen entgegenwirken.

Der augenblickliche Fußfeind Nr.1, der hauptsächlich Fußdeformationen verursachen kann, dürften die heutigen Modeschuhe sein. Mit ihren die Zehen verbiegenden Spitzen, mit ihren überdünnen und überhohen Absätzen können sie zu einer Überlastung des Vorfußes und zur Spreizfußbildung führen und gewisse Fußmuskeln über- und andere unterbeanspruchen sowie häufig auch Fußschwellungen hervorrufen. Nach Dr. Eberhard steht zu erwarten, dass sich die Aufklärung der hierfür berufenen Ärzte auf das Thema des *fußgerechten Schuhwerks* mit besonderem Nachdruck konzentrieren dürfte.

Da unsere Füße die Gewichtsverteilung, die Stellung von Gelenken und Wirbelsäule, das Zusammenspiel von Muskulatur, Durchblutung und Nerven weitgehend bestimmen, müssen, sobald unsere Füße strukturell nicht geordnet sind, Einzelschichten im Rücken zur Stabilisierung herhalten, wodurch einzelne Muskeln ihre Gleitfähigkeit aufeinander verlieren und die Verbindung zwischen den Rippen und der Wirbelsäule nicht mehr so beweglich ist, wie sie sein sollte. Veränderungen im Fußskelett haben Auswirkungen auf die Gesamtkörperstatik. Mancher Bandscheibenschaden kann, wie bereits erwähnt, durch eine sinnvolle Fußhygiene und Fußgymnastik vermieden werden. Selbst bei inneren Organen können als eine Folge von kranken Füßen Funktionsstörungen auftreten. Hier ist Abhilfe möglich.

Auch ältere Menschen können ihre Füße durchaus noch verändern, „im fortgeschrittenen Alter ist allerdings etwas mehr Zeit und Geduld nötig," so Dr. Larsen. *„Ich war überrascht, wie* *schnell die Auffälligkeiten sich zurückbilden und die Menschen ohne Schmerzen leben können."*

Richtig bewegte Füße schonen die Gelenke und grenzen Spätfolgen und weiter damit verbundene Schädigungen ein, und der Zeitaufwand ist relativ gering. Kinder sprechen ebenfalls auf Behandlungen an.

Gewisse Fußdeformitäten können z. B. mit einem speziellen Fuß-Massage-Trainingsholz (siehe Seite 30) repositioniert werden. Danach ist es dringend notwendig, die Fußmuskulatur zu kräftigen, um einen Rückfall zu vermeiden.

Zusammenfassend ist zu sagen: Solange der Fuß gesund ist, federt er beim Gehen wie eine Bogenfeder. Infolge Überbelastung durch stundenlanges Stehen im Beruf, durch unzweckmäßiges Schuhwerk und durch den harten Boden der Straßen lässt die Federkraft des Fußgewölbes nach. Bei jeder Feder aus Eisen ist dies auch der Fall. Verlieren aber die Bänder, Sehnen und Muskeln ihre Spannkraft, so senken sich die Fußgewölbe allmählich ab. Wird das Längsgewölbe durchgetreten, entsteht der Senkfuß, mitunter auch Plattfuß und der Fuß wird länger. Sinkt das Quergewölbe ein, so bildet sich der Spreizfuß und der Fuß wird dadurch breiter. Es können Schmerzen entstehen.

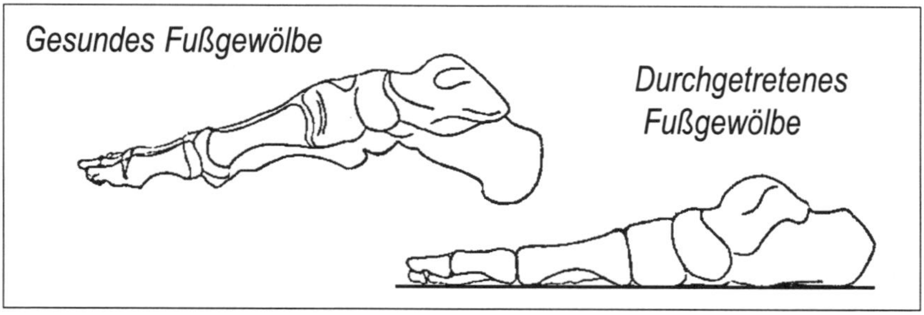

Behebung von Fußfehlstellungen

Ein schwacher Fuß kann nur durch Übung gekräftigt werden. In der Regel wirken Einlagen meist als Krücke und können schlecht einen geschwächten Fuß kräftigen, d. h. den schmerzenden Fuß gesund machen. Sie können die Schmerzen lindern, indem sie den Fuß stützen und können für kurze Zeit ein weiteres Fortschreiten des Leidens verhindern. *Ein Wiederaufbau einer gesunden Form und Leistungsfähigkeit des Fußes ist nur mit aktiver Mitarbeit des fußgeschädigten Menschen möglich.*

Gunter Ott, der eine lange Laufbahn als Trainer hinter sich hat, und jetzt als Lehrer für Körperstatik im Lehrinstitut für Körperstatik und Fußtherapie Seminare für Dorn- und Breuß-Methode, Fußtherapie nach Ott und Weber, Körperstatik sowie funktionelles Muskeltraining für interessierte Laien und Therapeuten abhält, fand Anfang der 70er-Jahre die Ansätze einer umfangreichen Lösung für Fußprobleme.

Er bildete damals eine Gruppe junger Gewichtheber aus, bei denen gezielt die Wadenmuskeln trainiert werden mussten nach Code-Nr. 83 des Ausbildungsplans. So stellte er den Trainierenden auf ein Kantholz, der dann aus einer Tiefstellung der Ferse in den Zehenstand ging. Auf diese Weise wurde eine Verbesserung der Streckfähigkeit der Beinsäule errreicht und damit eine bessere Beschleunigung beim Heben der Hantel.

Nach einiger Zeit zeigte sich eine signifikante Verbesserung der Fußleistungen. Doch die Beobachtungen von Gunter Ott zeigten damals, dass ein beim Spreizfuß eingesunkenes Quergewölbe sich im Gegensatz zum Längsgewölbe nicht aufrichtete bzw. sich nicht entsprechend kräftigen ließ. Er suchte nun, dieses Problem mit einem oben abgerundeten Balken zu lösen und entwickelte in den folgenden Jahren ein spezielles Fußtherapiekonzept.

1993 lernte Gunter Ott bei einem Wirbelsäulenseminar den Heilpraktiker Klaus-D. Weber kennen, der durch technische Verbesserungen der Arbeit neue Impulse gab. Auch der junge Physiotherapeut Wieland Ott begleitete diese Entwicklung.

Inzwischen erstreckt sich die Bandbreite der Anwendungen in der Therapie von Fußkrankheiten wie Hallux valgus, Knick-Senk-, Platt- und Spreizfuß, Wiederherstellung des natürlichen Gangbildes, Knieproblemen durch X und O-Beine bis hin zur Verbesserung der gesamten Körperstatik.

Die Ratschläge der Fachleute bei Fußschwächen und Fußproblemen beschränken sich fast ausschließlich auf spezielle Einlagen, besondere Schuhe oder Operationen.

Jahrelange Erfahrungen haben aber bewiesen, dass sehr oft Einlagen gar nichts nützen, sondern im Gegenteil die muskuläre Situation noch verschlechtern. Deshalb müssen in gewissen Zeitabständen immer wieder neue Einlagen angemessen und hergestellt werden, oft alle 4 bis 5 Jahre.

Zu der immer schlechter werdenden muskulären Situation, die sich in Spreiz-, Senk-, Knick- oder Plattfuß äußert, bilden sich oft noch Hammerzehen, Hallux valgus und schmerzhafte Druckstellen an den geplagten Füßen. Wenn schlussendlich das

Quergewölbe des Fußes zusammenbricht, kann sich etwa in der Mitte zwischen dem inneren und äußeren Ballen, auf den man eigentlich mit dem Vorderfuß auftreten sollte, eine weitere Auftrittsfläche in der Größe von einem Zwei- bis Fünfmarkstück entwickeln. Diese dort gebildete Hornhaut ist sehr schmerzhaft.

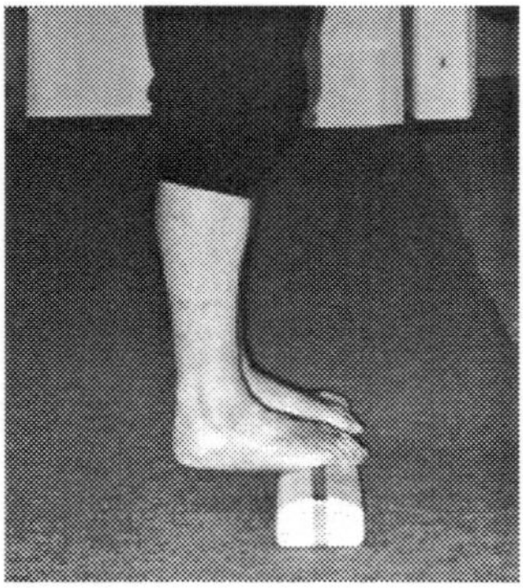

Patentiertes Trainingsholz bei Fußproblemen aller Art

Foto: G.Ott

Fußtherapie nach Ott und Weber (Basistherapie)

Ein 70 jähriger Patient von Klaus Weber erbat sich das Trainingsholz und trainierte damit jeden Tag. Nach etwa 4 Wochen Fußtraining bereiteten ihm die neu angefertigten Einlagen in seinen Schuhen Schmerzen. Er nahm sie aus den Schuhen und nach kurzen Überlegungen nahm er die Einlagen, die er vor 4 Jahren bekommen hatte. Siehe da, sie passten und zwar ohne Schmerzen. Nach ca. 5 Wochen Training konnte er die Einlagen von vor 9 Jahren benutzen. Seine Füße bildeten sich zurück in ihre Ursprungsform. Inzwischen gehören Hammerzehen und viele schmerzhafte Druckstellen an den Füßen der Vergangenheit an. Er kann wieder spazierengehen und seine Füße sind wieder leistungsfähig, und das mit 70 Jahren. Überraschend schnell hat sich bei ihm die Situation seiner Füße verbessert.

Natürlich müssen die Übungen in übersichtlich kleinen Schritten erfolgen. Der Patient muss die Trainingseinheiten verinnerlichen. Er darf auch nicht ungeduldig werden, denn das Übel hat seine Zeit gebraucht, bis es ausgebrochen ist. Es wird auch seine Zeit brauchen, bis es sich wieder zurückbilden kann.

Gerade hier ist es dienlich, nicht das Symptom zu behandeln, sondern die Ursache. Nur so kann auf die Dauer auch ein bleibender Erfolg möglich sein. Wichtig ist es, die Selbstheilungskräfte im Körper anzuregen, das eigene Schicksal in die Hand zu nehmen und die Verantwortung hierfür zu übernehmen.

Ziel des Fußtrainings ist es, die Muskulatur so anzusprechen, dass sich die Fußstruktur verbessert, die Gewölbe sich wieder bilden und die Kraft der unteren Sehnenplatte ca. 200 kg tragen kann.

Bei wiederhergestellter Fußmuskulatur lassen sich Fehlstellungen von Fußgelenken beseitigen. Zwischen den einzelnen Fußknochen befinden sich Gelenkflächen. Die Fußknochen können gegeneinander verrutschen und den Betroffenen starke Schmerzen bereiten. Werden die Fußknochen repositioniert, kommen die Gelenkflächen wieder in die anatomisch richtige Stellung und die Fußschmerzen werden verschwinden.

Ott und Weber haben festgestellt, dass nach etwa 4 Wochen intensiver Fußübungen mit dem Fußholz verlagerte Fußstrukturen wieder repositioniert werden können. Einlagen können dadurch entbehrlich werden.

Training mit dem Fußholz nach Ott und Weber®

Diese Beschreibung ersetzt nicht den Therapeuten. Es sind Erfahrungswerte, die eine Anleitung zur Selbsthilfe darstellen. Bei allen abgebildeten Übungen kann man sich zur Stabilisierung des Gleichgewichtes z. B. an einem Türrahmen festhalten. Wichtig dabei ist, dass man parallel dazu steht, damit eine einseitige Belastung vermieden wird.

In den ersten Trainingstagen kann es zu Erstverschlimmerungen kommen (Muskelkater in den Füßen); in diesem Fall sollten die Trainingseinheiten verkürzt werden. Zu den Erstverschlimmerungen zählen auch Schmerzen in den Knien und den Hüftgelenken. Dies ist ein sicherer Hinweis darauf, dass auch dort statische Probleme vorhanden sind.

Sollten verordnete Einlagen nach einiger Zeit schmerzen, so können Sie diese eventuell aus den Schuhen nehmen und versuchen, ohne Einlagen zu gehen. Möglicherweise brauchen Ihre Füße diese „Krücken“ nicht mehr. Doch auch hierzu bitte den speziell ausgebildeten Therapeuten befragen.

In der Regel braucht es etwa 6 bis 8 Wochen, bis sich die Füße soweit regeneriert haben. Vereinbaren Sie dann bitte einen neuen Termin mit Ihrem Therapeuten. Es können danach weitere Schritte zur Stabilisierung Ihrer Beinsäule und des Hüftgelenkes eingeleitet werden. Dies ist wichtig zur Erhaltung der Funktion des Knie- und Hüftgelenks und zur Verbesserung der Körperstatik.

Die Größe des Trainings-Holzes spricht sehr an. Die Füße haben Platz; es gibt Raum auf dem Holz. Insbesondere die Rundung des Holzes ist therapeutisch fußgerecht.

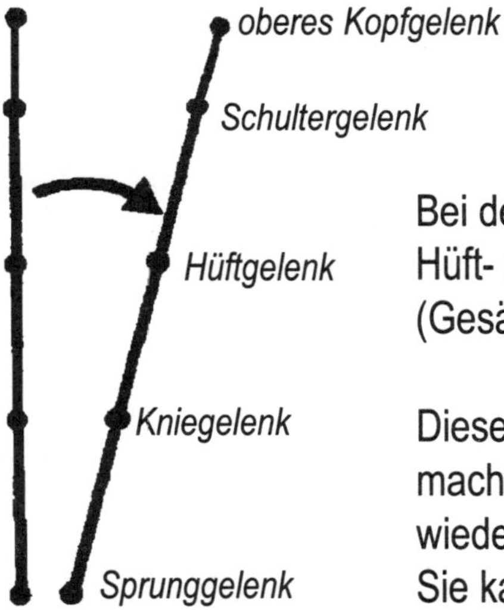

Bei der Übung 1 bilden Schulter-, Hüft- und Kniegelenk eine Linie (Gesäß nicht nach hinten bringen).

Diese Übung sollte täglich gemacht und etwa 7 mal wiederholt werden.
Sie kann vor und nach dem Trainingsprogramm durchgeführt werden.

Wichtig:

Alle Übungen sind für beide Füße in gleicher Anzahl zu wiederholen. Die Übungen bitte exakt und gesammelt durchführen.

Übung 1
Dehnen der Wadenmuskulatur/Achillessehne

Bei Übung 1 und 2 kann man sich mit beiden Händen gegen die Wand oder den Türrahmen abstützen.

Beide Füße werden in paralleler und hüftbreiter Position (Grundstellung) so auf das Fußholz gestellt, dass die große Fußzehe an der vorderen Kante anliegt und die Ferse sich auf der gleichen Höhe mit der hinteren Balkenkante befindet. "Krallen" bitte vermeiden. Die Zehen sollten unverkrampft an der Rundung anliegen.
Bitte beachten: Einrichten des Körperlotes (Sprunggelenk-Kniegelenk-Hüftgelenk-Schultergelenk, oberes Kopfgelenk). Siehe Grafik auf Seite 35.
Schulter-, Hüft- und Kniegelenk bilden eine Linie (Gesäß nicht nach hinten bringen). Dann mit beiden Fersen gleichzeitig langsam nach unten absenken. (Parallele Fußführung beachten.)
Bei Bedarf eventuell Brettchen (1,0; 1,5 oder 2 cm) unterlegen.
Abschließend bilden die 5 obengenannten Gelenke eine Linie (Gesäß nicht nach hinten bringen.)

Dann beugt man sich bei aufrechtem Oberkörper nach vorne. Ziel dabei ist, dass ein starker Zug an der Wadenmuskulatur entsteht und eine Dehnung erreicht wird.

Die Dehnung sollte etwa 30-40 Sekunden gehalten werden. Zur Zeitkontrolle kann man bis 10/20 zählen.

3-8 Wiederholungen - anfangs zwischen den einzelnen Wiederholungen vom Fußholz absteigen.

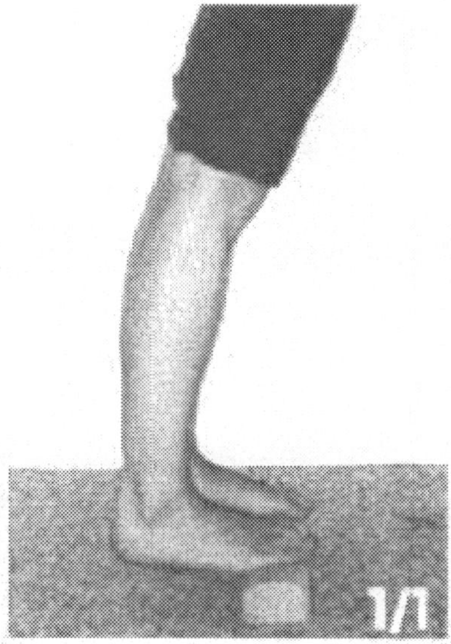

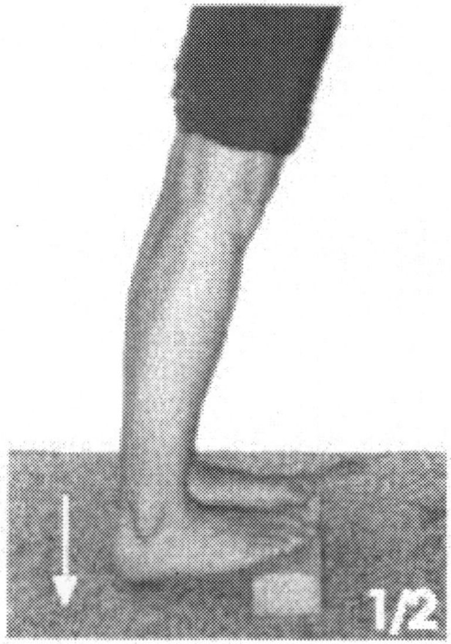

Foto: G.Ott

Aus der Sicht eines Übenden:

- Das Quergewölbe lässt sich durch die Formvorgabe des Fuß-Holzes sanfter und effektvoller mobilisieren.

- Die Dehnung der Wadenmuskulatur erlebe ich als intensiv.

- Die Qualität der Übung erlebe ich als sanft, angenehm, ruhig und krampflos.

- Die Formvorgabe des Holzes führt mich (leitet ein) in eine Balance, ich empfinde zwischen der linken und der rechten Beinsäule keinen Unterschied.

Übung 2
Zehenstand

Aus der Grundstellung (siehe Übung 1) heraus geht man jetzt langsam in den Zehenstand. Diese Übung wird am Anfang etwa 5-8 mal wiederholt. Je nach Trainingszustand kann die Übung beliebig gesteigert werden. (Unterschiedliche Hubhöhen.)
Bitte diese Übung korrekt, wie auf dem Bild durchführen. Am Trainingsanfang bitte nicht übertreiben und die Fersen nicht zu hoch heben - langsam steigern. Wichtig: langsam ablassen. Zur Sicherung des Gleichgewichts gegen die Wand abstützen. 3 bis 8 Wiederholungen - Beim Absenken einatmen, beim Heben ausatmen.

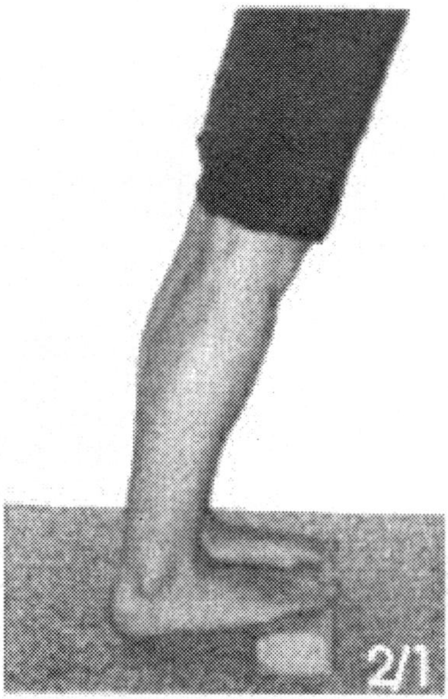

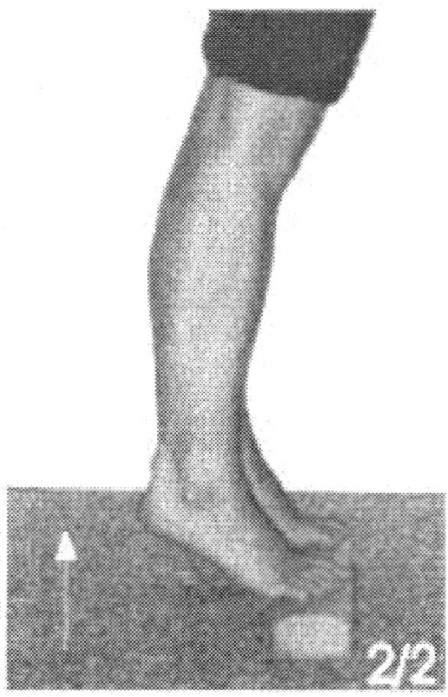

Foto: G.Ott

Aus der Sicht eines Übenden:

- Das Quergewölbe liegt angenehm auf dem Holz, die Füße haben das Gefühl von Platz.

- Die 3 Punkte (siehe Seite 48) sind deutlich zu spüren.

- Durch die Hubkraft spüre ich deutlich muskulär, qualitative Unterschiede. Die Fußhebermuskulatur links ist spürbar eingeschränkter.

- Das Fußholz leitet diese Übung ganz fein ein und ich spüre, wie sich selbst ein funktionelles Muskelgleichgewicht während der Übung herauskristallisiert.

Unruhe und Krampfhaftigkeit verschwinden, es stellt sich Reorganisation ein, ich spüre Harmonie, Ruhe und Ökonomie. Wird die Hubhöhe stärker, richtet sich das Becken auf und die Beckenmuskulatur greift, d. h. sie kommt zum "Tragen".

Übung 3
Mobilisation des Längsgewölbes

Für Anfänger im Sitzen, für Fortgeschrittene im Stehen durchführen.
Nach dem Zehenstand langsam mit beiden Füßen in kleinen Schritten nach vorne über den Balken gehen, dabei die Zehen bewegen. Diese Übung ist wichtig zur Ausformung und Mobilisation des Längsgewölbes.
Bei der Vor- und Rückwärtsbewegung die Zehen abwechselnd strecken und beugen. Strecken beim Abheben, beugen beim Aufsetzen des Fußes. Diese Übung etwa 3-5 mal wiederholen. Diese Übung kann auch im Stehen gemacht werden.

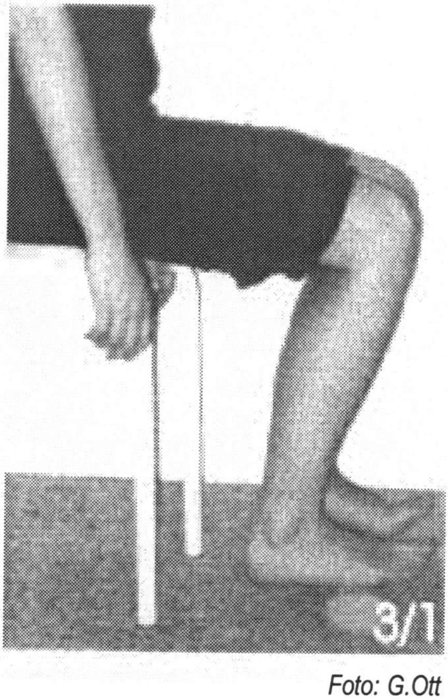

Foto: G.Ott

Aus der Sicht eines Übenden:

- Die Größe des Fußholzes vermittelt Sicherheit und Raum.

- Beim Überqueren spüre ich, dass die linke Fußmuskulatur weniger stark ausgeprägt ist als die rechte.

- Das Überqueren kann von Anfang bis zum Ende in feinsten Mikrobewegungen geschehen.

- Das Holz ermöglicht, die Übung so einzuleiten, dass während des krampflosen Überquerens die Mikrobewegungen fein werden. Dadurch wird es möglich, ein Gefühl für ein funktionelles muskuläres Gleichgewicht der Fußsohlenmuskulatur zu bekommen.

- Man hat das Gefühl, dass die Fußsohlen viel größer sind; so ist es möglich, ein Gefühl für die Fußsohlenmuskulatur zu bekommen, um ein feines Gespür zu entwickeln.

Übung 4a
Mobilisation des Quergewölbes

Den Fuß in Längsrichtung auf das Fußholz stellen, hierbei sollte das gesamte Körpergewicht auf das Holz verlagert werden. (Das Körpergewicht sollte leicht auf das jeweilige Standbein (links-rechts) verlagert sein. Dann langsam im Sprunggelenk aufrichten und in den Zehenstand gehen (ca. 3-5 cm). Hierbei kann es sein, dass zu Anfang des Trainings noch die Kraft fehlt, um die Übung korrekt umzusetzen. Diese Übung erst dann ausführen, wenn die Fußmuskulatur genügend trainiert ist. Das kann bis zu 2 Wochen dauern.

Übung 4b

Belastung der Fußinnen- und Fußaußenkante (im Wechsel) zur Mobilisation des unteren Sprunggelenks. Hebung des Fußinnenrandes und Hebung des Fußaußenrandes (Pronation - Supination).

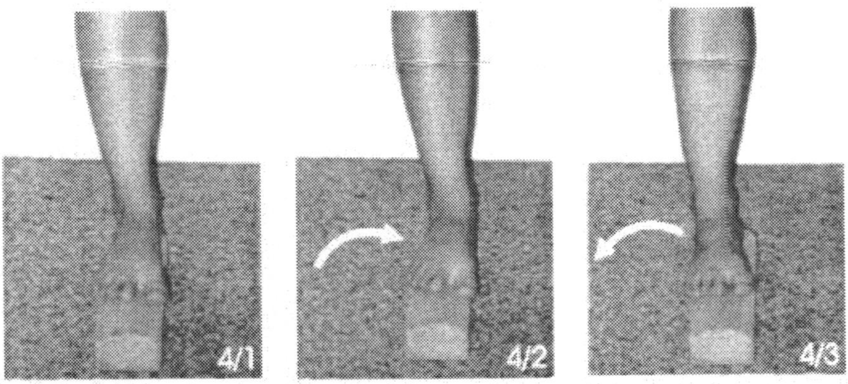

Foto: G.Ott

Aus der Sicht eines Übenden:

Rechter Fuß:

- Der rechte Fuß steht angenehm auf dem Holz, das Quergewölbe schmiegt sich wunderbar um die vorgegebene Wölbung, ich spüre einen deutlichen Impuls der 3 Punkte, im Zehenstand bekomme ich ein Gefühl für die Muskulatur der gesamten Beinsäule sowie der gesamten rechten Streckseite bis in den Schädel.

Linker Fuß:

- Im linken Fuß spüre ich einen Unterschied zum rechten Fuß,
- die 3 Punkte sind gut spürbar,
- bis auf das Quergewölbe liegt der Fuß gut auf und passt sich der vorgegebenen Form an.
- Das Quergewölbe fühlt sich gequetscht und gespannt an, was aber nicht am Holz liegt.
- Diese muskuläre Einschränkung spüre ich in der linken Hüfte und deutlich in der linken Schulter.
- Diese Spannung versucht, mich aus der Mittellinie (Lotlinie) zu ziehen.
- Ich richte mir die Hüften ein und spüre, dass die Spannung in Quergewölbe, Becken und Schulter etwas nachgelassen hat, aber immer noch präsent ist.

Übung 5a

Aktivierung der Zehenstrecker / Zehenbeuger

(Aktivierung der Streck- und Beugemuskulatur)

Bei dieser Übung steht man genau mit den Zehengrundgelenken auf der gerundeten Abschlusskante des Fußbalkens. Die Zehen ragen über die gerundete Kante hinaus, dann greifen diese in Richtung Stirnfläche des Fußholzes und gehen dann wieder in die Grundstellung zurück. Dann wird das Körpergewicht auf diesen Fuß verlagert und die Zehen nach oben und unten bewegt. Dadurch wird das Quergewölbe mobilisiert und die Beuge- und Streckmuskulatur aktiviert.

Übung 5 b

Abrollbewegung des Fußes (Vorfußhebung - Fersenpunkt aufsetzen - Abrollen über Groß- und Kleinzehengrundgelenk zur Großzehe (Dorsal- und Plantarflexion - oberes Sprunggelenk).

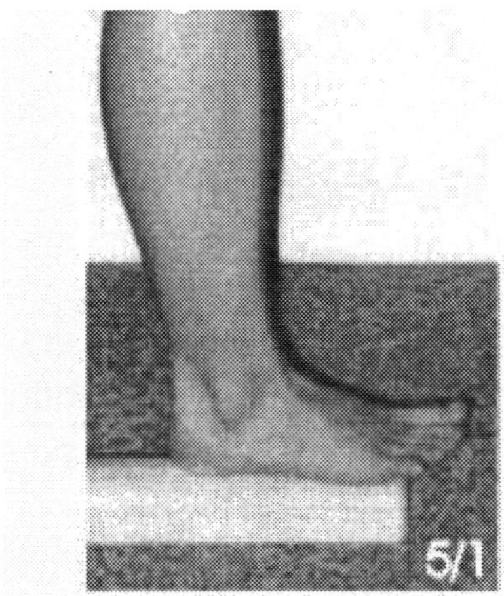

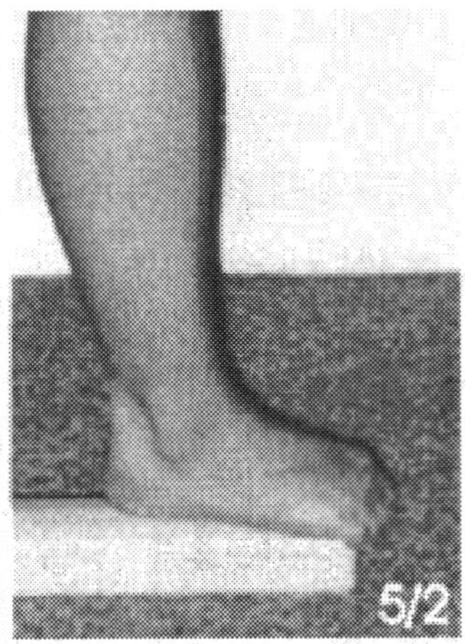

Foto: G.Ott

Aus der Sicht eines Übenden:

Rechter Fuß: Der Fuß hat ein Gefühl von Platz auf dem Holz, die 3 Punkte sind spürbar.
Das Quergewölbe schmiegt sich um das Holz. Beim Greifen der Zehen in Richtung Stirnfläche des Fußbalkens spüre ich, wie sich das Quergewölbe über das Groß- und Kleinzehengrundgelenk aufzurichten beginnt. Beim Gehen danach ist das wie Erholung für den rechten Fuß.

Linker Fuß: - Den linken Fuß nehme ich als schmaler und verspannter wahr. Beim Auftreten auf das Holz hat der Fuß Platz und Raum, doch ich spüre einen Unterschied zum rechten Fuß. Die 3 Punkte sind zu sparen. Beim Greifen der Zehen in Richtung Stirnfläche des Fußbalkens spüre ich die Spannung in der Hüfte und besonders in der Schulter über die gesamte linke Streckseite. Das Quergewölbe liegt flach auf, bekommt aber durch das Groß- und Kleinzehengrundgelenk Impulse und möchte sich aufrichten. Danach beim Gehen nehme ich den linken Fuß breiter, entspannter und ruhiger wahr.
Bei dieser Übung entdecke ich, während ich mit meinen Augen einen Fixpunkt suche, dass ich das Gefühl habe, der Fixpunkt bewegt sich. Ich nehme dies als "optische Täuschung" im Sinneswahrnehmungsorgan wahr.
Ich übe solange, bis ich das Gefühl habe, dass der Fixpunkt „stehen" bleibt und dabei spüre ich, dass sich die Körperempfindung stark ändert.
Es organisiert sich etwas neu. Ich spüre eine klare Körperstruktur und bekomme eine Verbindung zum Himmel und zur Erde.

Die Wirkungen der Übungen:

Übung 1 - Bild 1.1 - 1.2

Verbesserung der Greiffähigkeit der Zehen und Dehnung der Wadenmuskulatur (Gesamte Körperrückseite).
Die Übung ist für Anfänger besonders wichtig und sollte zuerst ausschließlich 2 bis 3 Wochen geübt werden (Übung 2 bis 5 erst im Anschluss).

Übung 2 - Bild 2.1 - 2.2

Beugung und Stabilisierung des oberen Sprunggelenks.

Übung 3 - Bild 3.1 - 3.2

Lockerung der Muskulatur der Fußsohle - Mobilisation und Kräftigung der Zehenbeuger und Zehenstrecker.
Strukturierung der knöchernen Anteile und des Bandapparates (Längsgewölbe).

Übung 4 a - Bild 4.1

Mobilisation des Quergewölbes - Strukturierung der knöchernen Anteile des Vorfußes.

Übung 4b - Bild 4.2 und 4.3

Pronation und Supination (Fußinnen und Fußaußenkante) unter Einbeziehung der Muskulatur im Hüftbereich (unteres Sprunggelenk) -
Stabilisierung und Mobilisierung - Korrektur der Beinachse (Varus-Valgus-Stellung).

Übung 5 a - Bild 5.1 und 5.2

Verbesserung der Leistungsfähigkeit der Zehenstrecker und Zehenbeuger. Dorsal- und Plantarflexion (Beugung oberes Sprunggelenk) und Korrektur des Gangbildes.

Die Basisübungen 3-5 der Fußtherapie können auch mit 2 Fußhölzern durchgeführt werden.

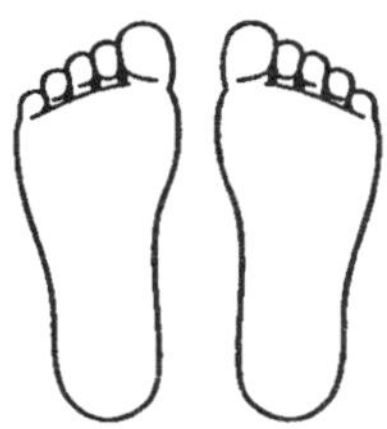

Dieses Buch ersetzt nicht die Beratung durch den Arzt, Heilpraktiker oder Therapeuten. Deshalb kann auch für das Trainingsholz keinerlei Haftung wegen unsachgerechter Handhabung übernommen werden.

Veränderungen der Körperstatik durch Fußfehlstellungen

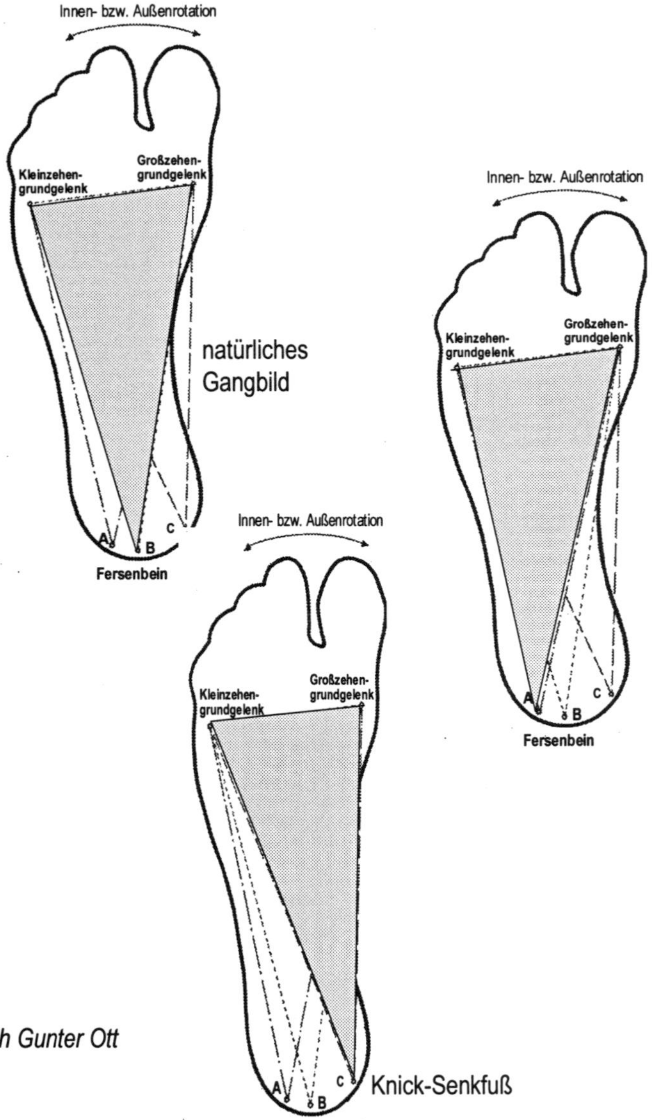

nach Gunter Ott

Wiederherstellung der natürlichen Fußstatik

Ziel der Übungen mit dem Fußtherapieholz soll eine Beseitigung der Fußfehlstellungen sein. In erster Linie soll die entsprechende Muskulatur angesprochen werden und diese soll eine Verbesserung der Streckfähigkeit bringen. Darüber hinaus soll auch das beim Spreizfuß eingesunkene Quergewölbe des Fußes aufgerichtet werden. Damit kann auch eine weitreichende Verbesserung der gesamte Körperstatik erreicht werden.

Wie bereits erwähnt, haben Veränderungen im Fußskelett Auswirkungen auf die Gesamtkörperstatik. Mancher „Bandscheibenschaden“ könnte durch eine sinnvolle Fußhygiene und Fußgymnastik vermieden werden. Selbst bei inneren Organen können als eine Folge von kranken Füßen Funktionsstörungen auftreten.

Ein Wiederaufbau einer gesunden Form und Leistungsfähigkeit des Fußes ist nur mit aktiver Mitarbeit des fußgeschädigten Menschen möglich (siehe Trainingsanweisungen).

Das Großzehen- und Kleinzehen-Grundgelenk und das Fersenbein sind die 3 Aufsetzpunkte des Fußes. Bei richtigem Gehen, bei einem Fersen-Abrollgang ergibt sich ein natürliches Gangbild. Dies zeigt die erste Grafik am Fersenbein (B). A und C sind Fehlformen, ein Außenballengang oder ein Innenballengang.

Es ist sehr wichtig, dass jeder auf eine einfache Weise selbst die Fußtherapie ausführen und sich dabei auf eine erstaunliche Weise selbst helfen kann. *Mit einfachen, preisgünstigen Mitteln und etwas Ausdauer und Konsequenz kann jeder Mensch die Selbstheilungskräfte seines Körpers mobilisieren und sein Fuß-Schicksal selbst in die Hand nehmen.*

Wie schon erwähnt, lassen sich bei wiederhergestellter Fußmuskulatur Fehlstellungen von Fußgelenken beseitigen.
Da auch bereits Kinder in der Pubertät mit diesen Problemen konfrontiert sind, ist es wichtig, früh mit dem Üben anzufangen. Oft machen sich Fehlstellungen der Füße erst Jahre später durch Schmerzen bemerkbar. An sich wird von 1000 Menschen nur ein einziger mit verkrüppeltem Fuß oder Füßen geboren, dagegen kann man aber schon bei den 6- bis 10-Jährigen umfangreiche Schäden feststellen, die hauptsächlich auf eine Schwäche des Band-Muskelapparates zurückzuführen sind.

Die Relation der einzelnen Bauelemente der Füße geht ständig eine Wechselwirkung mit anderen Elementen des Körpers ein.

Laufend ändert sich in unserem Leben die räumliche Verteilung der Bauelemente unseres Körpers, eine fast unmerkliche Verschiebung unseres Gleichgewichts lässt unzählige Reaktionen im Körper ablaufen.

Es ist nie zu spät, um mit der Fußtherapie zu beginnen. Selbst Menschen im hohen Alter haben schon sehr positive Erfahrungen damit machen können, wie dies auch bereits auf Seite 32 erwähnt wurde.

Ernste Fuß-Situationen können sich durch die Übungen sehr schnell verbessern, man darf nur die Geduld nicht verlieren. Unsere Füße sind ja äußerst komplizierte Gebilde, die wir auch nicht als eine isolierte Extremität ansehen dürfen. Es sind zumindest die Funktionen der einzelnen Sehnen, Bänder und Muskeln, die zusammenspielen. 52 Knochen, 228 Bänder und 40 Muskeln leisten tagtäglich Schwerstarbeit. Unsere Fußgewölbe sind einmalig kunstvoll und - gemessen an der Last, die sie zu tragen haben - erstaunlich sensibel.

Richtig funktionierende Füße schonen die Gelenke und grenzen Spätfolgen und weitere damit verbundene Schädigungen ein. Der Zeitaufwand ist relativ gering. Auf diese Weise lassen sich chronische Schäden am Bewegungsapparat sowie Fuß-, Schulter- und Rückenprobleme durch eine sinnvolle Fußtherapie bessern und sehr oft auch beseitigen.

Da 90 Prozent der Deutschen, so schätzen die Fachleute, nicht gut zu Fuß sind, *ist eine von jedem durchführbare Fußtherapie (in Selbsthilfe!)* von großem, unschätzbarem Nutzen. Laut einer Statistik müssen die meisten älteren Menschen aufgrund von schwachen Beinen in ein Alten- oder Pflegeheim einziehen. Wie wichtig ist es doch, sich rechtzeitig um seine Füße zu kümmern.

Die Selbsthilfemethode ist für jeden Menschen erlernbar.
Info: Lehrinstitut für Körperstatik und Fußtherapie,
Rudenbergerstr. 40, 79822 Titisee-Neustadt,
Tel. 07651-6375, Fax 07651-9729190

Gesunde Beine durch besondere Schuhe

Barfußlaufen ist das Beste, und wenn Schuhe schon - wie in unseren Breiten - nicht zu vermeiden sind, dann sollten vorzugsweise solche benutzt werden, die den normalen Bewegungsablauf nicht behindern, wie z. B. Sandalen. Falsch geformte und unzweckmäßig konstruierte Schuhe können Ursache sein für eine schwächer werdende Fußmuskulatur und die Folgen, die daraus entstehen.

Jetzt gibt es eine Möglichkeit, dieses Problem zu lösen mit einem besonderen Schuhwerk: dem MBT (Masai-Barfuß-Technik), der die gesunde Lauftechnik der Naturvölker imitiert und den Körper zwingt, in eine aufrechte, natürliche Haltung zu kommen und dadurch auch die natürliche Wirbelsäulenhaltung muskulär zu stabilisieren.

Stellen Sie sich vor, Sie gehen mit diesen Schuhen auf der Straße und an ihrem Arbeitsplatz den ganzen Tag wie barfuß im Sand. Das Gehen in diesen Schuhen stärkt insbesondere die Beinmuskulatur. Jeder Schritt ist Training, das sich auf Ihren ganzen Körper auswirkt.

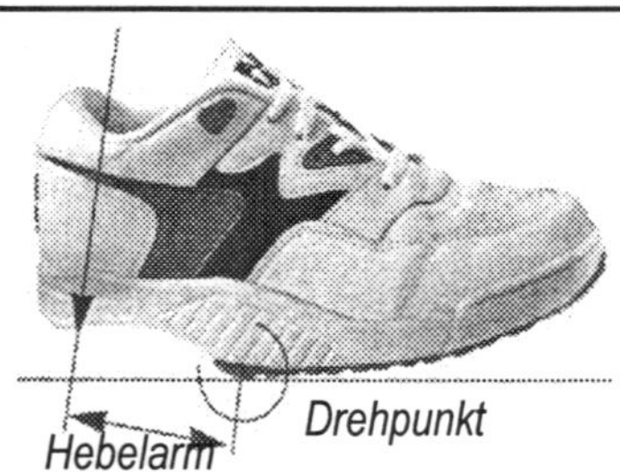

Es ist ein Schuh ohne Absatz, der dafür sorgt, dass mit einer natürlichen Haltung Gelenke und Wirbelsäule geschont werden, die Muskulatur jedoch gestärkt wird. Die Muskeln werden trainiert und der Fuß wird stabilisiert. Es ist ein Schuh, der durch seine elastische Konstruktion einen Trampolineffekt hervorruft und damit auch zugleich eine Lymphdrainage im Körpergeschehen bewirken kann.

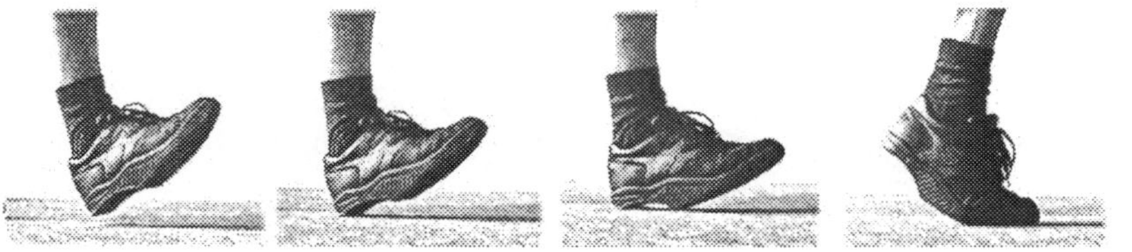

a) Zehen nach oben — b) Aufsetzen des Fußes und Beginn der Abrollbewegung — c) schwungvolle Rotationsbewegung — d) kräftiger Abstoß mit den Zehen

Der Masai-Schuh hilft, die alte Barfuß-Technik wieder zu erlernen und zu praktizieren. Der Läufer ist gewungen, den Fuß weiter vorne abzurollen, den Körperschwerpunkt nach vorne zu verlagern und die Knie beim Gehen leicht gebeugt zu lassen, was eine Vorspannung in der Muskulatur verursacht. Selbst bei chronischer Achillessehnen-Entzündung kann die Wadenmuskulatur gestärkt, die Sehne bei jedem Schritt entlastet und die Muskulatur zugleich sanft gedehnt werden.

In unseren Unterschenkeln sind sogenannte „Muskelpumpen“ eingebaut, welche wesentlich verantwortlich sind für diverse Kreislauffunktionen unseres Körpers. Sie pumpen z. B. Blut, Harnstoff und andere Schlacken zur Säuberung zurück. Die Bewegung des Fußgelenkes ist für die Muskelpumpen der lebensnotwendige Motor. Gangstudien beweisen, dass aber

Nicht nur richtiges Gehen, sondern auch richtiges Stehen will gelernt sein. Die Beckenstellung ergibt sich unbewusst automatisch auch beim Stehen.

Passive, häufig normale Haltung

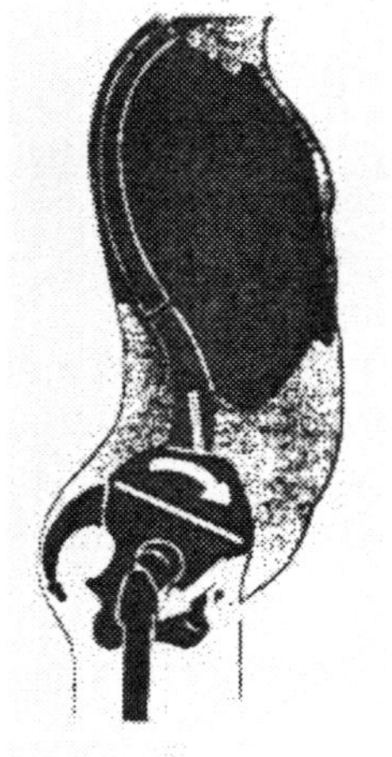

Falsche Haltung mit nach hinten durchgestreckten Knien. Das Becken ist nach vorne gekippt und die gesamte Stützmuskulatur ist schlaff. Aus dieser passiven Haltung können Lendenwirbelprobleme entstehen.

Aktive, aufrechte Haltung (mit Masai)

Richtige Haltung mit leicht gebeugten Knien. Das Becken ist aufgerichtet, die Bein-, Bauch- und Rückenmuskulatur automatisch aktiviert und die Wirbelsäule natürlich belastet.

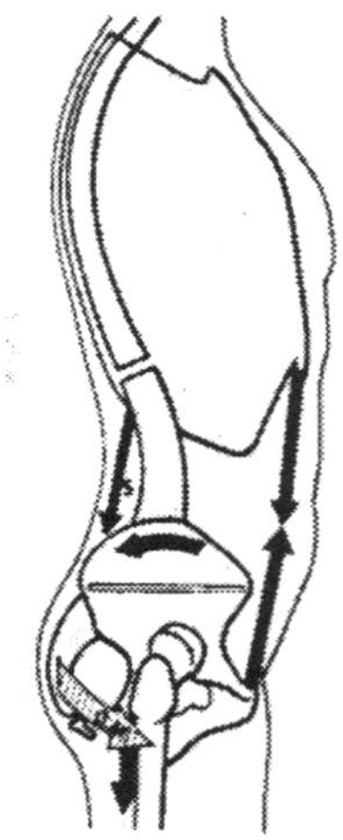

der Bewegungswinkel und damit die Funktion der Muskelpumpen beim passiven Gang auf den flachen Alltagsböden nur noch einen Bruchteil von dem des aktiven natürlichen Gangs ausmacht.

Es wurde bereits erwähnt, dass wir am Tag etwa 10 000 Schritte machen. Wenn wir dabei im Stechschritt unsere schlecht beschuhten Fersen in den harten Asphaltboden rammen, wird jedesmal unser ganzes Knochengerüst erschüttert, unsere Band-, Gesäß- und Rückenmuskulatur kann dabei erschlaffen.

Der med. Thomas Laser, Facharzt für Orthopädie, befürwortet das System, da es „eine geringere Stoßbelastung für Knie, Hüften und Wirbelsäule gewährleistet." Es sei „nicht nur als präventiver, sondern auch als therapeutischer Aspekt bei Arthrosen und ebenso bei Menschen mit Bandscheibenschäden wichtig."

Auch Dr. med. Thomas Wessinghage, der als Arzt und ehemaliger Spitzensportler einer der weltbesten Läufer war und heute Facharzt für Orthopädie und Chefarzt der Rehaklinik Saarschleife ist, schreibt folgendes: „Der Masai ist Rückschritt und Fortschritt zugleich. Der Masai schlägt eine Brücke in die Vorzeit und ist doch gleichzeitig das Modernste, was der Schuhmarkt zu bieten hat.

Durch Masai kann auch der durchschnittlich bewegungsbegabte Normalbürger gesundheitsschädliche Bewegungsabläufe vermeiden. Der Schuh zwingt ihn dazu. Aus einem passiven, fehlbelastenden Zivilisationsgang wird ein aktives, muskulär dominiertes Gangbild, das neben der Kräftigung der Bein-

muskulatur auch den Rückstrom des Blutes aus den Beinvenen forciert. Die auf den Vor- und Mittelfuß verlagerte Belastung im normalen, mit Absätzen bewehrten Schuh, die Schläge und Stöße verursacht, wird im Masai durch Einfedern von Gelenken und vorgespannter Muskulatur weich abgefangen. Gleichzeitig wird die Beckenkippung verstärkt und die natürliche Wirbelsäulenhaltung muskulär stabilisiert.
Masai ist also präventiv und therapeutisches Prinzip zugleich und die vielleicht wichtigste Innovation der Schuhindustrie in den letzten Jahren."

Beschwerden, die durch Einsatz der Masai-Barfuß-Technik behoben werden können sind folgende: Rückenleiden, Achillessehnenentzündungen, Patellasehnenentzündungen, Knieverletzungen allgemein, Knie/Hüftarthrosen, Sprunggelenkverletzung, Aktivierung der Kreislauf-Funktion, Venenleiden/Krampfadern, Beschwerden während der Schwangerschaft, Fersensporn, Muskeldysbalancen, Fußdeformationen. Weitere Einsatzmöglichkeiten bestehen für Sportler in Prävention und Rehabilitation.

Wie beim Gehen auf tiefem Untergrund richtet sich Ihr Körper automatisch auf, die Muskulatur wird Schritt für Schritt gestärkt, gedehnt, durchblutet und entspannt. So wirkt MBT als Selbsttherapiemethode gegen fast alle Entzündungsschmerzen am Bewegungsapparat.

Dass auch Gesunde von dieser Urzeit-Technik profitieren, haben Dutzende von Weltklassesportlern bewiesen, die mit dem Masai Schuh ihre Sprungkrafteinheiten absolvieren und ihn auch in ihrer Freizeit tragen.

Häufige Fußprobleme

Dass unsere Füße uns mehr Sorgen als unsere Hände machen, hat wohl drei gravierende Gründe: Sie tragen zeitlebens die Last unseres ganzen Körpers, sie leben jahraus, jahrein eingezwängt im Dunkel unserer Schuhe und sie sind zweifellos Stiefkinder der Hygiene. Unsere Hände sind unsere Visitenkarte. Wir waschen sie mehrmals täglich und lassen ihnen alle erdenkliche Pflege angedeihen. Unsere Füße dagegen führen ein unbeachtetes Dasein und die Quittung dafür ist, dass die meisten Menschen Sorgen und Probleme mit ihren Füßen haben.
Unschöne Erscheinungen an unseren Füßen brauchen wir nicht schicksalhaft hinzunehmen. Oft haben sie ihren Ursprung dort „wo der Schuh drückt."

Fußschweiß, die übermäßige Absonderung von Schweiß an den Füßen ist ein sehr verbreitetes und lästiges Übel, das durch warme oder die Hautausdünstung zurückhaltende Fußbekleidung, durch übermäßiges Stehen und Gehen, durch Unreinlichkeit sowie durch Fettleibigkeit begünstigt wird. Durch Fußschweiß kann es durch Erweichung der Oberhautschichten zu schmerzhaften Entzündungen der Haut, insbesondere zwischen den Zehen und an den Fußsohlen kommen.

Schweiß ist nicht nur Wasser, er ist aber auch keine Lymphe, sondern eine salzige Flüssigkeit, die in manchem dem Harn ähnelt. Deshalb hat man die Haut auch als dritte Niere bezeichnet, obwohl sie keinesweg in der Lage ist, den Salzwasserhaushalt des Körpers zu regulieren, wie die Nieren dies tun.

Nach dem Kräuterpfarrer Künzle ist sehr oft die Ursache dieses üblen Schwitzens mangelhafte Tätigkeit der Nieren und der Blase. Da zu wenig Urin abgeht, hilft sich die Natur eben selbst, indem sie die verhockten Stoffe durch die Hautporen hinausdrückt. Es wäre also grundfalsch, wenn man diesen Schweiß unterdrücken würde; denn dadurch würden die Abfallstoffe in die Organe zurückgezwungen, wo sie schwere Erkrankungen hervorrufen könnten. Man sollte vielmehr dem Körper helfen, die Abfallstoffe auf dem direkten Wege der Abzugsorgane hinauszuschaffen, d. h. die Nieren und die Blase zu ordnungsgemäßer Tätigkeit anregen.

Am günstigsten geschieht dies mit einer monatlichen Kur mit Nieren- und Blasentee, von dem man täglich dreimal eine halbe Tasse zu sich nehmen sollte; auch viel reines Wasser trinken, das die Ausscheidungskapazität der Niere steigert.

Nach Dr. med. Brauchle ist Fußschweiß eine krankhafte verstärkte Schweißabsonderung an den Füßen, deren Ursache Störungen im Kreislauf, im Stoffwechsel und in der Schilddrüsentätigkeit, chronischer Kaltfuß, schlechtes Schuh- und Strumpfwerk oder mangelnde Fußpflege sein kann.

Wer an Fußschweiß leidet, sollte nur wollene oder baumwollene Strümpfe tragen und diese täglich wechseln. Im Sommer viel barfuß gehen und möglichst leichte Sandalen tragen. Außerdem tägliche Fußbäder nehmen und Ferse und Sohlen regelmäßig mit einem Fußpflegeprodukt behandeln. Sehr bewährt hat sich hierbei Aloe-Vera-Gel.

Fußpilz hat in den vergangenen Jahren und Jahrzehnten stark um sich gegriffen. Pilzbefall auf der Haut entsteht meist durch Ansteckung bei gleichzeitiger Immunschwäche. Mykosen können sich nur bei geschwächtem Immunsystem ausbreiten.
Der Fußpilz ist meist kein allein auf die Füße begrenztes Leiden, meist tritt er in Kombination mit einem Darmpilzbefall auf. Deshalb ist vordergründig dafür zu sorgen, dass die körpereigenen Abwehrkräfte gegen pathogene Pilze gestärkt werden und die meist gestörte Darmflora normalisiert wird. Aloe Vera-Saft hat sich dabei gut bewährt.

Die Pilzinfektion kann nur aufblühen, wenn die Haut eine bestimmte Beschaffenheit dafür aufweist. Pilze haben bei 27 Grad Celsius und einem Säurewert von pH 6,8 - 7,0, der ins Alkalische geht, auf feuchtem Boden das beste Wachstum. Dies bietet eine warm-feuchte Haut, bei der die Hornschichten aufgequollen sind. Enge und zu wenig durchlässige Schuhe lassen einen solchen Zustand entstehen. Der gleiche Zustand wird gefunden bei Benutzung von Kunststoffstrümpfen, deren Polyamidfasern keine Feuchtigkeit abdunsten lassen.

Fußpilz, den etwa jeder dritte Deutsche aufweist, entsteht leicht zwischen den Zehen, die Haut ist gerötet, nässt, juckt und es bilden sich kleine Hautschuppen. Durch einen harmlosen Hautpilz können allerdings größere Infektionen entstehen.

Wichtig ist es, für warme Füße zu sorgen. Die Pilze lieben es zwar warm und feucht; gut durchblutete Füße bieten den Pilzen besser Paroli, da die Abwehr intakt ist. Bewährt haben sich Grapefruitsamenextrakt, Brennessel- und Ringelblumentee und das Auftragen von Ringelblumensalbe. Auch Behandlungen mit

Teebaumöl oder Manukaöl zeigen eine sehr gute Wirkung. Fußpilz lässt sich auch mit Salz behandeln. Täglich mit einer konzentrierten Salzlösung baden. Anschließend die Füße nicht abwaschen sondern nur abtupfen. Auch wenn der Fußpilz nicht mehr sichtbar ist, sollte die Behandlung noch 4 Wochen weitergeführt werden, um auch die Sporen zu vernichten.

Fersensporn und Fersenbeschwerden sind meist verbunden mit starken Schmerzen. Millionen Menschen leiden unter dem sogenannten Fersensporn oder Reizungen der Achillessehne. Fersenschmerzen lassen sich grob einteilen in solche, die von der Fußsohle ausgehen und andere, die von der Hinterseite der Ferse kommen. Zu den Erstgenannten gehört der Fersensporn. Bei älteren Patienten findet man röntgenologisch einen vorderen Fersensporn und einen hinteren Fersensporn.

Ziel der Therapie ist, den schmerzhaften Reizzustand zu beseitigen. Nächtliche Verbände mit Beinwell-Wurzel-Extrakt, den man messerrückendick aufträgt, lassen Entzündungen abklingen. Dies kann noch homöopathisch unterstützt werden. Neben anderen Faktoren ist die Ursache der Beschwerden eine Überlastung, die durch unzweckmäßiges Schuhwerk entstehen kann.

Vor allem asymetrische Belastungen durch Störung des Muskelgleichgewichtes, Fußfehlhaltungen, Bandschwäche im Bereich der Sprunggelenke und Durchblutungsstörungen sind die Auslöser. Gerade bei Fersensporn und Venenentzündungen bietet sich der MBT-Schuh an. Die Wirkung der Masai-Barfuß-Technik bei Achillessehnenproblemen ist absolut außergewöhnlich.

Krampfadern oder Varizen sind krankhaft überdehnte Venen mit defekten Venenklappen, in denen sich das Blut staut und so der normale Rücktransport des venösen Blutes zum Herzen behindert ist. Krampfaderleiden werden auch chronisch-venöse Insuffizienz - kurz CVI - genannt. Darunter leiden zwischen 5 bis 8 Millionen Menschen in Deutschland.

Man erblickt an den Beinen eine chronische Erweiterung der oberflächlichen Blutadern, welche als gewundene Stränge unter der Haut sichtbar werden. Zur Krampfaderbildung kommt es, wenn bei besonderer Veranlagung eine Venenwandschwäche besteht, die meist dann mit einer Funktionsminderung der Venenklappen verbunden ist und wenn weiter die Muskelpumpe bei lang stehender Körperweise ungenügend arbeitet.

Im ersten Stadium des Krampfaderleidens liegt nur die Erweiterung der Venen vor, der Abfluss ist etwas träger als normal. Sobald sich aber die Rückstauung verstärkt, kommt es zu einer Strömungsverlangsamung bis in die Endstrombahn in den Haargefäßen, zu einer Versumpfung des Gewebes mit fortschreitendem Mangel an Sauerstoff und Anreicherung von Stoffwechselschlacken. Auf dem Boden solcher Abfluss-Störungen entstehen oft Venenentzündungen und Ernährungsstörungen der Haut im Unterschenkel und es kann zu Schwellungen und Ödembildung kommen.

Die veranlagungsbedingte Bindegewebsschwäche kann durch Kaltwasserreize günstig beeinflusst werden. Auch kalte Lehm- oder Schlammwickel, welche die Eigenschaft haben, länger kalt zu bleiben, können die Vorgänge in den Krampfadern dämp-

Muskelpumpe der Beine

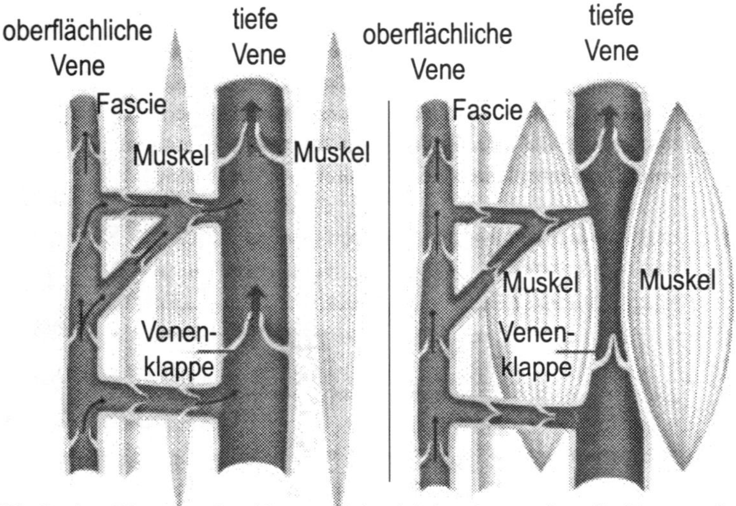

Fließt das Blut aus den Venen nicht richtig ab, werden die Venenwände durch den steigenden Druck aneinandergedrückt. Kommt es ständig zu Stauungen durch andauerndes Stehen oder Sitzen, werden die Fasern in der Venenwand allmählich überdehnt.

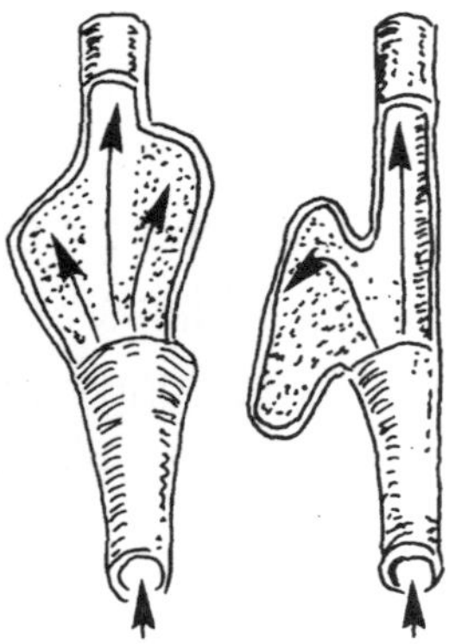

Venenerweiterungen

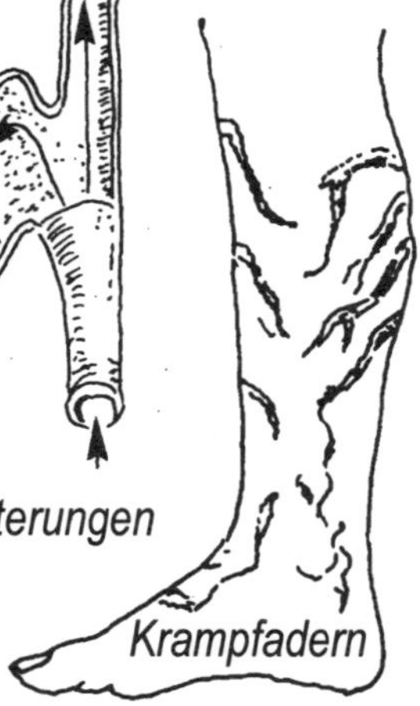

Unterstützung der Venenfunktion

Zehengang + Hackengang

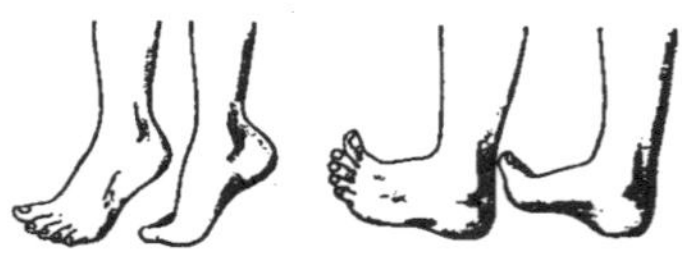

Die Venenfunktion wird am meisten unterstützt durch Bewegung. Eine gute Hilfe ist der „Zehengang“. Beim „Hackengang“ gehen Sie auf der Ferse mit hochgezogenen Zehenspitzen. (Übungszeit jeweils eine halbe Minute.)

fen. Doch als zweite wichtigste Vorbeugemaßnahme bei Vorhandensein von Krampfadern ist die systematische Übung der Wadenmuskulatur (siehe Übung Seite 37/38).

Jeder an Krampfadern Leidende merkt ja selbst, dass seine Beinbeschwerden beim raschen Gehen ebenso verschwinden wie bei einer Hochlagerung der Beine, wobei sich der hydrostatische Druck im Beinvenensystem erklärlicherweise vermindert. So empfiehlt sich eine morgendliche Beingymnastik im Liegen mit kräftigen Fußbewegungen.

In der Regel verordnet der Arzt den Patienten Kompressionsverbände oder Gummistrümpfe. Der Wirkungsmechanismus der Kompression besteht darin, dass der von außen auf die Krampfadern ausgeübte Druck die defekten Venenklappen wieder aufeinanderpresst, die Wiederherstellung der Ventilfunktion der Klappen ermöglicht und damit zu einer Verbesserung des venösen Rückflusses zum Herzen und zur Entstauung des Beines führt (die Beinschwellung geht zurück). Die Wahl des Materials derartiger Kompressionsverbände sollte stets vom Arzt getroffen werden.

Die in großer Zahl angebotenen Venenmittel, Rosskastanie, Hamamelis, Arnika, Steinklee, Mäusedorn usw. (Tabletten, Salben, Gels) bringen zwar keine Krampfadern zum Verschwinden, können aber zur Linderung von Beinbeschwerden einen wertvollen Beitrag leisten.

Wichtig ist es, auf das Gewicht zu achten, denn jedes überflüssige Pfund drückt - bildlich gesprochen - vor allem auf die Beinvenen.

Behandlung kalter Füße

Viele Menschen leiden unter kalten Füßen. Dies kann vor allem in der nasskalten Jahreszeit vorkommen und auch durch nasse Füsse bedingt sein. Kalte Füße sind sowohl Symptom als auch isoliertes Leiden. Sie können auch ein Zeichen für Zirkulationsstörungen des Blutes sein, für Verkalkung oder Diabetes. Auch Nervenschwäche kann dafür verantwortlich gemacht werden. Bei Verkrampfungen der Beinarterien ist der Tabakmissbrauch bzw. eine chronische Nikotinvergiftung häufig Ursache von kalten Füßen, aber auch Krampfadern können dazu beitragen.

Kalte Füße können höchst unsympatische Rückwirkungen auf den ganzen Körper ausüben: sie können Katarrhe der Schleimhäute sowohl des Magens, der Nieren oder der Blase nach sich ziehen oder sogar zur Erschlaffung einer ganzen Organeinheit führen. *Deshalb sollten sie sehr ernst genommen werden.*

In erster Linie können kalte Füße die Folge unzulänglicher Fußbekleidung sein. Jede Einengung des Vorderfußes bedeutet Beengung der Durchblutung, jede Herabsetzung der Durchblutung aber fördert kalte Füße. Bekanntlich sind Frauen, die häufig spitze Schuhe tragen, sehr in der Gefahr, an kalten Füßen zu leiden. Doch dies betrifft nicht nur die Schuhe, sondern auch die Strümpfe. Synthetische Materialien sind zur Wärmeisolierung und für den Wasser-Wärme-Haushalt der Haut der Füße sehr viel schlechter geeignet, als Woll-Baumwoll-Gemische. Kunststoffe führen zu Stauzonen zwischen Fußhaut und

Strumpf und fördern die Bildung von Feuchtigkeit und damit Unterkühlung und Kältegefühl der Füße.

Nun geht es bei kalten Füßen vordergründig nicht darum, von außen her Wärme zuzuführen. Es geht vor allem darum, die Ursache zu behandeln und die kalten Füße von „innen her“ aufzuwärmen. - Was aber sind die Ursachen kalter Füße und warum versagt die körperliche Wärmezufuhr gerade hier?

Unser Blut dient nicht nur als Transportmittel für Sauerstoff, Nährstoffe, Mineralsalze und vielem mehr, sondern ist auch für die Wärmeverteilung in unserem Körper verantwortlich und somit entscheidendes Organ zur Regulation des Temperaturhaushaltes. Wo ausreichend Blut fließt, ist auch Wärme vorhanden. *Die Körperwärme entsteht durch chemische Reaktionen, vornehmlich bei der Muskeltätigkeit.* Eine Erweiterung oder Verengung der Blutgefäße regelt nun die Blutverteilung und damit die Wärmezufuhr in die jeweilige Körperregion, ähnlich einer Zentralheizung, bei der die Wärme durch Auf- und Zudrehen des Hahns reguliert wird.

Die verminderte Leistungskraft der Blutgefäße, die häufig nicht mehr in der Lage sind, sich je nach Bedarf zu verengen oder zu erweitern, führt zum Versagen der Wärmeregulationsmechanismen. Das Blut staut sich, kühlt ab, das wärmende arterielle Blut strömt viel zu langsam nach, der Fuß wird kalt, so dass er sich selbst nach Stunden unter der Bettdecke kaum mehr aufwärmen will. *Ein Training zur Stärkung der Leistungsfähigkeit der Blutgefäße ist ein wichtiger Beitrag der Ursachenbehandlung kalter Füße.*

Die Niere ist nach der Chinesischen Medizin der Sitz der Lebenskraft. Chronisch kalte Füße (und kaltes Gesäß) können auch auf Störungen der Niere und damit auf einen Mangel an Lebenskraft hinweisen.

Auch eine Störung des Säure-Basen-Haushaltes mit der Folge einer chronischen Übersäuerung (Azidose) kann immer wiederkehrende kalte Füße verursachen. Durch chronische Übersäuerung verengen sich die Blutgefäße in der Haut, so dass es zu Blässe und Kälte der Haut und der Füße kommt.

Der Bewegungsablauf der Füße im Korsett unserer modischen Schuhe beim Gehen auf künstlich geebneten, harten Böden führt zu einem verhängnisvollen Übungsmangel der Fußmuskulatur und damit zu einer Verkümmerung ihrer Leistungsfähigkeit, zum Kraftverlust und natürlich auch zur Unfähigkeit, als „Wärmeproduzent“ das notwendige Soll zu erfüllen.

Was empfielt sich nun zu tun, um chronische oder akute Fußkälte von der Ursache her zu beseitigen und den Prozess der normalen Fußwärme zu fördern? Außer fachärztlicher Beratung ist Folgendes zur Besserung des Leidens möglich:

Für das Gefäßtraining gibt es eine Reihe hilfreicher Methoden, für die man sich allerdings täglich etwas Zeit nehmen muss. Bekannt sind die altbewährten Wechselbäder, abends, morgens und immer dann, wenn wir fühlen, dass die Füße kalt sind. Gefäßtraining betreiben wir auch, wenn wir die Füße immer wieder einmal hochlagern, anschließend hängen lassen und kräftig ausschütteln. Diese Verbindung von Gefäß- und Muskelübungen macht bereits die Möglichkeit deutlich, Übungen zum gemeinsamen Training für Gefäße und Muskeln zu nutzen.Auch hier kann das Fußholz mit den angegebenen Übungen gute Dienste leisten.

Besonders empfehlenswert sind natürliche Anwendungen und Heilweisen, um kalten Füßen entgegenzuwirken. Dazu gehören Fußbäder mit und ohne Zusatz (Moorbäder, Fichtennadelextrakte, Kristallbadesalz), ansteigende Unterschenkelbäder, Güsse, Wassertreten, Umschläge heiß und kalt, je nach Reaktion und Phasenverlauf, wozu der Rat eines erfahrenen Hydrotherapeuten einzuholen ist. Im folgenden Kapitel wird noch ausführlich darauf eingegangen.

Zur Behandlung der Krankheiten, die mit chronisch kalten Füßen einhergehen, sollte neben Wärme- und Wasseranwendung auch der Ausgleich von Vitamin- und Mineralstoffmängeln in Betracht gezogen werden. Hier kann eine höhere Dosierung, von Vitaminen und Mineralien, die maximal 4 Wochen eingenommen werden, in vielen Fällen hilfreich sein. Wichtig ist es natürlich auch, stets auf eine vitalstoff- und antioxidantienreiche Ernährung zu achten.

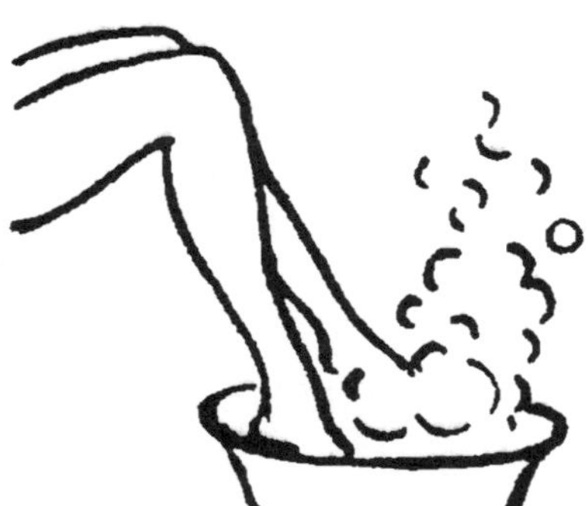

Zweckmäßige Fußpflege

Richtig verstandene Fußpflege trägt zu einem wesentlichen Teil zur Lebensqualität bei und gehört auch zur Gesundheitsvorsorge, denn der Mensch ist so gesund wie seine Füße.

Die tägliche gründliche Reinigung der Füße sollte so selbstverständlich sein wie die Gesichtspflege. Auf diese Weise können Folgekrankheiten wie z. B. Gelenkbeschwerden, Kopfschmerzen, Verdauungsprobleme mit vermieden werden.

Fußpflege braucht so wenig und hilft so viel. Jede Minute, die Sie für die Fußpflege aufwenden, ist gut angelegt. Insbesondere Fußbäder steigern das Wohlbefinden, egal ob kalt, warm oder temperaturansteigend.

Nach Frau Dr. Thea Weinbuch-Pfeiffer „kommt beim Fußbad zwar nur ein kleiner Teil der Haut mit dem Wasser in Berührung, doch dieses Areal genügt, um eine erstaunliche Wirkung auf die Blutzirkulation, das Nervensystem und den Stoffwechsel des gesamten Körpers, vom Scheitel bis zur Sohle, auszuüben. Welche spezielle Wirkung auf den Körper gewünscht wird, das kann über die Wassertemperatur sowie die Einwirkungszeit des Bades beeinflusst werden. Beim Fußbad wird über die Füße eine Ganzkörperreaktion ausgelöst. Das Reglersystem des Körpers reagiert zunächst auf Temperaturreize über die hautnahen Gefäße.“

Mit einem Fußbad, insbesondere mit Salz, das die Spannungen aus dem Körper leitet, tun Sie nicht nur Ihren Füßen, sondern auch Ihrem ganzen Körper etwas Gutes. Außerdem hat das Salz eine leicht adstringierende (porenzusammenziehende) Wirkung und wirkt gleichzeitig belebend und aktivierend.

Das warme Fußbad entspannt, wirkt durchblutungsfördernd, beruhigend und schlaffördernd sowie entspannend auf Bauch- und Beckenorgane. *Es wirkt abends vor dem Zubettgehen besonders günstig*. Es wärmt kalte Füße und entspannt Becken- und Bauchmuskeln über eine Reflexschaltung. Auch wenn eine Erkältung im Anzug ist, sollten die Füße möglichst rasch in warmes Wasser gesteckt werden, das fördert die Durchblutung im Nasen-Rachenbereich und in den Nasennebenhöhlen. Bei Infekten ist eine solche Behandlung ebenfalls sehr günstig.

Eine Fußbadewanne oder ein ausreichend großes anderes Gefäß wird mit 37- bis 38 Grad C warmem Wasser gefüllt und beide Füße werden etwa 15 Minuten darin gebadet. Bei Venenleiden sollte der Wasserspiegel nur bis zum Knöchel reichen. Das Fußbad kann mit einem kurzen kalten Abguss (Knieguss oder kaltes Fußbad) beendet werden. Vorsicht ist geboten bei Beinvenenentzündungen und -erweiterungen (Varizen) sowie bei Bluthochdruck.

Das temperaturansteigende Fußbad eignet sich hervorragend bei Erkältungskrankheiten im Anfangsstadium, welche sich mit Niesen, Halsbeschwerden, Frösteln und Unwohlsein ankündigen. Thymian als Badezusatz kann hier die Wirkung noch erhöhen. Auch bei chronischen Nasenneben- und Stirnhöhlenentzündungen sowie ganz besonders bei akuten und chronischen Harnwegsinfekten unterstützt es die Heilung. Örtliche, nicht entzündliche rheumatische Beschwerden können sich durch das temperaturansteigende Fußbad bessern. Menstruationsbeschwerden und gefäßbedingte Kopfschmerzen werden gelindert.

Die Technik des ansteigenden warmen Fußbades ist einfach. Man nehme eine Fußbadewanne, fülle sie etwa 30 cm hoch mit warmem Wasser von etwa 37 Grad, stelle beide Füße hinein und gieße heißeres Wasser langsam zu bis auf 39 oder 40 Grad. Dauer etwa 5 bis 10 Minuten, eventuell kalt abgießen oder nachwaschen, anschließend ins vorgewärmte Bett, oder zumindest Wollsocken anziehen.
Vorsicht ist beim ansteigenden Fußbad für Menschen mit Krampfaderleiden, Venenentzündungen, Herzbeschwerden und schweren arteriellen Durchblutungsstörungen geboten.

Das wechselwarme Fußbad stärkt den Kreislauf, beruhigt die Nerven, erwärmt kalte Füße und wirkt abhärtend. Es sorgt für ein wirkungsvolles Gefäßtraining und bekommt Menschen mit niedrigem Blutdruck, mit chronisch kalten Füßen, Schlafstörungen sowie auch chronischen Nasennebenhöhlenentzündungen gut.

5 Minuten warm (36-40 Grad C), 20 Sekunden kühl (etwa 18 Grad C), erneut 5 Minuten warm - und mit dem Kältereiz abschließen. Verstärkt werden kann die Wirkung des Fußbades noch durch Zusatz von Heikräutern oder Kräuterextrakten (Zinnkraut, Fichtennadel, Rosmarin, Lavendel usw.) sowie Salz.

Die wechselwarmen Wasseranwendungen fördern die Aktivität der Blutgefäße, die sich in Abhängigkeit zur Außentemperatur abwechselnd zusammenziehen und wieder erweitern und damit den Blutfluss fördern und gestautes Blut unbehindert in den feinen Arterien und Venen kreisen lassen. Knöchelschwellungen und verdickte Adern verschwinden.

Ein kaltes Fußbad darf allerdings nur mit warmen Füßen genommen werden und die Zeit von einer Minute nicht überschreiten. Ein Wärmegefühl oder manchmal auch ein leichtes Brennen entspricht der erfolgten Körperreaktion und dem Ende der Anwendung.

Um eine optimale Gefäßreaktion hervorzurufen, darf vor und nach der Anwendung keinesfalls geraucht oder Alkohol getrunken werden. Grundsätzlich soll eine Wassertherapie auch nicht direkt nach einer Mahlzeit durchgeführt werden, sondern frühestens eine Stunde danach.

Das Fußbad kann mit einer Knetmassage verbunden werden. Vor allem die Zwischenräume der Zehen sollten sehr gründlich behandelt werden, damit sich kein Fußpilz - dieser gedeiht vor allem zwischen feuchten Zehen - einnisten kann. Auch eine Reflexzonenmassage kann erfolgreich und angenehm sein.

Durch eine Fußgymnastik, die bereits besprochen wurde, können ein verbessertes Wohlbefinden und mehr Standhaftigkeit erreicht werden. Die Fußgymnastik ist deshalb ein Geheimtipp für jeden, der beflügelt durch den Alltag schreiten will.

Zudem sollte man die regelmäßige Hautpflege nicht vergessen. Ein sanftes Bürsten der Füße über reizloser Haut sowie ein Massieren und Ausstreichen bei jeder Gelegenheit, zum Beispiel beim Schuhwechsel, sind zu empfehlen.

Schlussbetrachtung

Nach den Informationen dieses Buches dürfte es nicht schwer fallen, uns der schwerwiegenden Folgen einer Vernachlässigung unserer Füße voll bewusst zu werden, um die nötige Willenskraft zu entwickeln, uns durch aktive und passive Anstrengungen und Hygiene unsere Fußgesundheit zu bewahren oder sie wieder zu erlangen. Es lohnt sich, seine Füße zu pflegen, denn mit gesunden Füßen geht man unbeschwerter und leichter durchs Leben.

Es ist kaum nachvollziehbar, dass bei der derzeitigen Fitness- und Wellness-Bewegung ausgerechnet die Füße, mit denen wir durch das immer mehr belastete Leben gehen müssen, in wohl unbewusster Weise vernachlässigt werden. Wir gönnen ihnen keine Kuren, keine spezielle Gymnastik, keine besonderen Massagen und keine Ferien. Dafür werden sie den ganzen Tag ins Dunkel der Schuhe eingesperrt.

Wie bereits erwähnt rechnet man damit, dass fast 90 Prozent der Erwachsenen und auch schon viele Kinder durch Achtlosigkeit oder Gleichgültigkeit ihren Füßen gegenüber in ihrer Daseinsfreude und Leistungsfähigkeit gefährdet und beeinträchtigt sind. Deshalb sollte Fußpflege ebenso verständlich werden wie Zahnpflege.

Wir sollten nicht warten, bis uns unser Körper in einen Alarmzustand versetzt, denn der Schmerz ist immer ein Symptom, dass etwas nicht in Ordnung ist. Durch die Zivilisation werden die Füße weitgehend dem natürlichen Ablauf ihrer Funktion entzogen, insbesondere auch durch die Motorisierung, die auch zur Gewichtszunahme beiträgt und damit zur Mehrbelastung für die Füße.

Wir sollten uns deshalb auf positivem Wege und nicht erst negativ (durch den Schmerz) unserer Füße bewusst und auch zum Freund unserer Füße werden, denn unsere Füße sind in Not. Helfen wir ihnen, insbesondere auch durch eine vernünftige Fußbekleidung. Fürsorge und Rücksicht auf unsere Füße sowie Fußpflege sollten keine lästige Pflicht sein, sondern die gleiche Rangstufe wie die Gesichtspflege einnehmen.

Wenn wir uns über die Rolle klar sind, die unsere Füße in unserem Leben für unsere Leistungsfähigkeit und für unsere Daseinsfreude spielen und wie wichtig deren Gesundheit für das Wohlergehen unseres ganzen Körpers ist, dann ist der entscheidende Schritt zur Besserung bereits getan.

Doch es gibt nichts Gutes, außer man tut es!

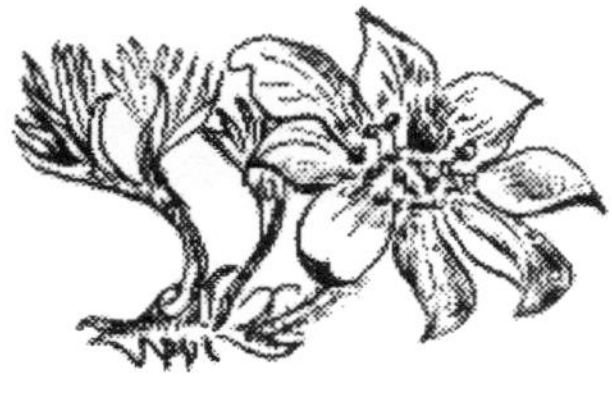

Register:

Weiterführende Literatur zur Gesundheitsvorsorge aus dem G. A. Ulmer Verlag

Gunter Ott / Günter A.Ulmer

Deine Wirbelsäule - Dein Schicksal

Etwa 20 Millionen Deutsche leiden an chronischen Kreuz- oder Gelenkschmerzen beziehungsweise an mehr oder weniger schmerzhaften Beschwerden der Wirbelsäule.
Dieses Buch will wirksame Anleitungen geben und aufklären, damit Schmerzen verhindert oder gelindert werden können. Vor allem können Übungen helfen, dass beginnende Schmerzen sich nicht zu ernsthaften Problemen weiterentwickeln.
128 Seiten, brosch., 63 Abbildungen, ISBN 3-932346-20-3

Günter A. Ulmer

Ernährung mit Vernunft

Jeden Tag stellt sich für uns die Frage nach einer geeigneten Ernährung, die unserem Körper die notwendigen „Betriebsstoffe" liefert, um alle Lebensfunktionen so zu erhalten, dass wir gesund bleiben, uns wohlfühlen und den körperlichen wie den geistigen Anforderungen leicht nachkommen können. Dieses Buch zeigt den Weg zu einem verantwortungsbewussten Denken und Handeln, das auch die Ernährungsbedürfnisse aller Menschen mit einbezieht.
208 Seiten, brosch., 29 Abbildungen, 100 Rezepte, ISBN 3-924191-12-3

Günter A. Ulmer

Kindgerechte Ernährung

Eine sinnvolle Ernährung ist bei Kindern während des Wachstums ganz besonders wichtig. Die Lebensmittel liefern wichtige Nähr- und Aufbaustoffe, die für die Entwicklung des menschlichen Organismus und die Aufrechterhaltung seiner Körperfunktionen notwendig sind. In diesem Buch wird den Problemen nachgegangen. Es werden Möglichkeiten und Hilfen gezeigt, um diese Defizite überwinden zu können.
128 Seiten, brosch., 13 Grafiken, ISBN 3-932346-00-9

Klara Buhl

Das neue Vollwertkochbuch

Das Buch ist auf der Grundlage einer gereiften, langjährigen persönlichen Erfahrung in der Vollwertküche zur Ausführlichkeit und Perfektion angewachsen. Es sind sinnvoll zusammengestellte Mahlzeiten, jeweils den Produkten der Jahreszeit entsprechend. Wichtigstes Kriterium sind Bekömmlichkeit und Wohlgeschmack. Diese Vollwertkost hat sich bestens als eine wertvolle Grundlage für die Gesundheit bewährt.
192 Seiten, geb., viele Grafiken, ISBN 3-924191-86-7

Günter A. Ulmer

Heilende Öle

Wie wichtig eine gesunde Ernährung, insbesondere ein geordneter Fettstoffwechsel für unsere Gesundheit ist, wird immer mehr erkannt. Seit einigen Jahren hat die Wissenschaft aber nicht nur den gesundheitlichen, sondern auch den therapeutischen Wert besonderer Öle entdeckt. In diesem Buch sind die wichtigsten Öle ausführlich beschrieben.
128 Seiten, brosch., 40 Abbildungen, ISBN 3-924191-94-8

Günter A. Ulmer
Die besonderen Heilkräfte von Hafer und Hirse
Hafer und Hirse zeichnen sich durch ihren Reichtum an Vitaminen, Mineralien, Faserstoffen und Spurenelementen aus. Kranke, mit Schädigungen der Knorpelgelenke und Arthrosen, haben durch Einnahme von Hirseflocken Hilfe erfahren.
64 Seiten, brosch., 13 Grafiken, ISBN 3-924191-46-8

Günter A. Ulmer
Molke - der neu entdeckte Gesundheitshit
Molke grenzt an ein Wundermittel für unsere Gesundheit. In diesem Buch finden Sie alles über die Molke, über ihre Inhaltsstoffe, ihre Wirkung auf den Körper, ihre Anwendung als Entschlackungs- und Fastenkur, für Sportler, zur Schönheits- und Körperpflege.
64 Seiten, brosch., 14 Grafiken, ISBN 3-932346-04-1

Günter A. Ulmer
Gesundheitswunder Chlorophyll
Es wäre für viele Menschen sehr nützlich, zu wissen, welch ein Gesundheitswunder uns die Natur im Chlorophyll geschenkt hat. Die allgemeine Anwendung chlorophyllhaltiger Produkte wie Blaugrüne Algen, Grünalgen, Meeresalgen, Weizengrassaft, Grüner Gerstengras-Extrakt, Keimlinge und Sprossen und der vermehrte Verzehr von blattgrüner Rohkost würde nicht nur eine Revolution in der Ernährung auslösen, sondern auch eine unglaubliche Verbesserung in der Volksgesundheit bedeuten.
80 Seiten, brosch., 13 Grafiken, ISBN 3-924191-99-9

Günter A. Ulmer
Das Vitamin, das die Gesundheit organisiert: Vitamin C und Coenzym Q 10
In diesem Buch wird das Vitamin C ausführlich beschrieben. Es ist wohl das bekannteste aller Vitamine, denn es spielt im gesamten organischen Leben eine ganz wichtige Rolle. Auch das Coenzym Q 10 ist maßgeblich beteiligt an der Zellatmung und könnte als Zündfunke des Lebens bezeichnet werden. Es hat eine Schlüsselstellung bei der Energiegewinnung in den Zellen. Der Mensch ist so gesund wie seine Zellen.
48 Seiten, brosch., ISBN 3-932346-13-0

Günter A. Ulmer
Wie erhalte ich mich gesund?
Wir können einen wesentlichen Beitrag für unsere Gesundheit leisten: Durch eine bewusste Auswahl des Schlaf- und Arbeitsplatzes und Entfernung der Störquellen, durch eine ausgewählte Ernährung und durch positive und ausgeglichene Empfindungen. die das Immunsystem stärken und den Kreislauf fördern.
48 Seiten, geh., 15 Grafiken, ISBN 3-924191-56-5

Günter A. Ulmer
Wasser - unser wichtigstes "Lebens"-Mittel
Dieses Buch gibt einen umfassenden Überblick über die optimale Trinkwasseraufbereitung durch Reinigung, Vitalisierung und Belebung. Dadurch kann Wasser zu erschwinglichen Kosten in Ihrer Küche zur Gesundung beitragen.
54 Seiten, brosch., 9 Abbildungen, ISBN 3-932346-05-X

Günter A. Ulmer
Gesund und schön durch Heilerde
Ein uraltes Naturheilmittel, mit wertvollen Wirkstoffen und Anwendungsmöglichkeiten zur Anregung der Selbstheilkräfte des Körpers, für Stoffwechselregulierung, Stärkung des Immunsystems und Vermeidung von Allergien.
80 Seiten, brosch., 14 Abbildungen, ISBN 3-924191-51-4

Bertrand Heidelberger
Das Sieben-Kräuter-Erbe
Das Ergebnis einer über 5Ojährigen Erfahrung auf dem Gebiet der Naturheilkunde hat Bertrand Heidelberger als Vermächtnis der Nachwelt zur Verfügung gestellt. Er beobachtete, dass zu viel und zäher Schleim Auslöser mancher Krankheiten sei. In erster Linie sei es die Entwicklung des Schleims, welcher bei der Aufnahme der Nahrung den Magen und die Nieren zuerst verunreinige und dann nach und nach alle inneren Organe in Mitleidenschaft ziehe.
Durch die tägliche Einnahme seines speziellen Kräuter-Pulvers konnte er sich bis ins hohe Alter gesund erhalten.
48 Seiten, geh., 7 Abbildungen, ISBN 3-932346-08-4

Günter A. Ulmer
Die sanfte Magnetfeld-Therapie
Die Magnetfeld-Therapie ist eine sinnvolle Gesundheitsvorsorge. Sie kann von Jugend an bis ins hohe Alter ein natürliches Wohlbefinden verschaffen. Die Gesundheit stabilisiert sich und die Leistungsfähigkeit nimmt zu.
80 Seiten, brosch., 26 Abbildungen, ISBN 3-932346-25-4

Günter A. Ulmer
Wirksame Selbsthilfe bei Übersäuerung, Viren, Bakterien und Parasiten
Nach der Meinung von Naturheilärzten spielen bei der Entstehung von chronischen Krankheiten Störungen im Säure-Basen-Haushalt des Körpers eine zentrale Rolle. Viele Menschen sind nicht nur übersäuert und dadurch in der Gefahr, mit Pilzen behaftet zu sein, sondern sie können auch von verschiedenen Parasiten heimgesucht werden. Der amerikanische Bakteriologe Dr. Rife hat erkannt, dass sich Mikroben der gleichen Spezies anstelle von Medikamenten durch die gleichen Wellenlängen elektromagnetischer Schwingungen zerstören lassen. 1994 wurde dann durch Dr. Hulda Clark der erste sogenannte „Zapper" entwickelt. Dem Elektro-Ingenieur Martin Frischknecht aus der Schweiz ist es nach einigen Jahren Forschung und Erfahrung nun gelungen, die wichtigsten Punkte des Zappers zu verbessern und die Wirkung maßgeblich zu erhöhen. Ein wichtiges Buch, auch angesichts der Gefahr der Antibiotikaresistenz vieler Medikamente.
96 Seiten, brosch., 17 Abbildungen, ISBN 3-932346-27-0

Günter A. Ulmer
Kleines Umwelt Lexikon
Wenn die Natur uns Menschen in vergangener Zeit als Selbstverständlichkeit zur Verfügung stand, so ist dies heute nicht mehr so. Dieses Buch enthält alles Wissenswerte über Natur, Umwelt, Lebensschutz, gesunde Ernährung und störungsfreies Wohnen.
221 Seiten, brosch., über 100 Grafiken, ISBN 3-924191-28-X

Günter A. Ulmer
Krank durch Wellen- und Elektrosmog?
Wie groß ist die unsichtbare Gefahr?
Die biologischen Auswirkungen elektromagnetischer Strahlungen auf Körper, Nerven, Hormon- und Immunsystem.
80 Seiten, brosch.., 16 Abbildungen, ISBN 3-924191-73-5

Prof. Karl E. Lotz / Günter A. Ulmer
Sind Mikrowellenherde Gefahrenherde?
Betrachtungen über die Wirkungen elektromagnetischer Strahlungen.
48 Seiten, brosch., 8 Abbildungen, ISBN 3-924191-31-X

Günter A. Ulmer
Lebensenergie und Gesundheit
Wir sollten lernen, die uns zur Verfügung stehende Energie zu nutzen und alle Fehler der Lebens- und Ernährungsweise konsequent auszuschalten. Nur so können wir das energetische Gleichgewicht wahren.
112 Seiten, brosch., 22 Abbildungen, ISBN 3-924191-70-0

Günter A. Ulmer
Dein Weg zur Lebenskraft und Lebensfreude
Dieses Buch ist ein einfühlsamer Wegweiser zu den Quellen des Lebens. Es gibt Kraft und Zuversicht, damit jeder seinen Weg ruhig und gelassen gehen kann. Es will dazu anregen, den Blick zu erweitern und Brücken zu bauen, um das Glück empfinden zu können.
84 Seiten, 10 Farbaufnahmen, geb., ISBN 3-924191-87-5

Günter A. Ulmer
Öffne dich den Quellen des Lebens
Für unser Wohlbefinden ist es wichtig, uns den Quellen des Lebens zu öffnen. Wir können erkennen, dass die Quellen des Lebens wesentlich aus unserem Denken entspringen. Unsere Gedanken sind es, die die Lebensenergien in uns zum Fließen bringen oder aber auch blockieren können, je nachdem ob sie positiv oder negativ sind. Allerdings setzt positives Denken Selbstvertrauen voraus.
72 Seiten, geb., 5 Farbaufnahmen, ISBN 3-932346-15-7

Günter A. Ulmer
Gib deiner Seele Schwingen und deinem Herzen neue Kraft
Ein Textbildband zur Findung des wahren Selbst, zur Erlangung des energetischen und seelischen Gleichgewichts und zur Entwicklung einer positiven Lebensweise.
64 Seiten, 15 Farbaufnahmen, geb., ISBN 3-924191-58-1

Günter Albert Ulmer Verlag - Hauptstr. 16 - 78609 Tuningen - Tel. 07464 98740
Fax 07464 3054 - e-mail: info@ulmertuningen.de - Internet: www.ulmertuningen.de